Sigi Nesterenko

Endlich Schluss mit

Endometriose

Was Sie unbedingt über Endometriose wissen sollten,
um diese erfolgreich zu behandeln

Mit wichtigen naturheilkundlichen und umweltmedizinischen Aspekten

Rainer Bloch Verlag

Endlich Schluss mit Endometriose

Was Sie unbedingt über Endometriose

wissen sollten, um diese erfolgreich zu behandeln

Sigi Nesterenko

ISBN 978-3-942179-15-7

Rainer Bloch Verlag

1. Ausgabe 2010

Druck: SOL Service GmbH, Schrobenhausen

SPRACHREGELUNG:

Zur Vereinfachung beim Schreiben und Lesen wird immer die männliche Form verwendet: der Patient, der Arzt usw. Dieser Artikel dient als allgemeiner Gattungsbegriff und schließt weibliche Personen automatisch mit ein.

Inhaltsverzeichnis **Seite**

Vorwort

Kennen Sie das – Sie haben schon seit Jahren unspezifische Bauchschmerzen, ein allgemeines Unwohlsein, häufiges Völlegefühl und Ihre ganze Familie leidet unter Ihren lästigen Stimmungsschwankungen? Die oft unerträglichen Schmerzen und Krämpfe im Bauch treten besonders im Zusammenhang mit Ihrer Menstruation auf, aber Ihr Frauenarzt konnte Ihnen bisher nicht sagen, warum? Und das, obwohl sich ständig irgendwelche Zysten, Entzündungen und Vernarbungen im Unterleib bilden? Sie fühlen sich oft abgeschlagen und in Ihrer ganzen Lebensqualität eingeschränkt? Nicht nur Sie, sondern Ihre ganze Familie ist verzweifelt, weil Sie oft so anstrengend sind?

Oder Sie würden gerne eine Familie gründen, aber Ihre ungewollte Kinderlosigkeit kann Ihnen niemand erklären?

Die Rede ist von Endometriose – einer chronischen Krankheit, von der ca. 2 Millionen Frauen in Deutschland betroffen sind. Und jährlich kommen weitere ca. 40.000 hinzu. Das Beschwerdebild ist so vielfältig, dass es anfangs häufig gar nicht der Endometriose zugeordnet wird. Es ist geradezu typisch, dass die betroffenen Frauen jahrelang mit ihren Beschwerden herumlaufen, ohne dass die Krankheit diagnostiziert wird. Im Durchschnitt dauert es immerhin 6 lange Jahre, bis endlich die Diagnose gestellt wird.

Zwar kommt es nicht bei jeder Patientin mit Endometriose zu Beschwerden, aber je länger die Erkrankung unbehandelt bleibt, desto weiter kann sich diese ausbreiten. Die Folge: Die Symptome und Folgeerkrankungen nehmen stetig zu.

Bei der Endometriose verbleibt die Schleimhaut nicht nur in der Gebärmutter, sondern setzt sich auch an anderen Organen fest. So sind auch oft der Darm, die Blase und in Einzelfällen sogar die Lunge betroffen, sodass es zu verschiedenen Beeinträchtigungen durch die Endometriose kommen kann.

Ein großes Problem ist bei jungen Frauen häufig die mit der Endometriose einhergehende Unfruchtbarkeit. Denn schon kleine Schleimhautherde können zu Sterilität führen, indem narbig veränderte

Eileiter und Verwachsungen im Unterleib entstehen. Ungewollte Kinderlosigkeit ist bei vielen Patientinnen das größte Problem, das diese Krankheit mit sich bringt. Endometriose gilt mittlerweile als eine der häufigsten Ursachen für Unfruchtbarkeit!

Während bei einigen Patientinnen unter großen Anstrengungen doch noch der Kinderwunsch erfüllt werden kann, macht die Endometriose bei schweren Fällen die Erfüllung des Kinderwunsches völlig unmöglich.

Die Endometriose ist für viele Betroffene ein tiefer Einschnitt in ihr Leben. Dabei verändert die Krankheit nicht nur das eigene Leben, sondern auch das der Angehören und insbesondere des Partners.

Für Außenstehende bedeutet eine Endometriose eine Erkrankung, über die man nichts weiß, deren Namen man sich nicht merken kann und die ansonsten eigentlich unbegreiflich ist. Auch für die Betroffenen selbst ist sie zunächst alles andere als eine erklärbare Krankheit. Ein großes Problem der Endometriose ist, dass diese Erkrankung nicht sichtbar ist. Es ist eben kein Beinbruch, den jeder sehen kann und den man mit einer Gipsschiene wieder in den Griff bekommt. Und es ist auch keine Grippe, die jeder kennt und mit der man ‚etwas anfangen' kann.

Sie ist eine riesige Herausforderung an die Betroffenen und ihre Angehörigen. Denn verzweifelt ringen sie alle um die Gesundung. Häufig geschieht dies quasi unter Ausschluss der Öffentlichkeit, denn eine Endometriose ist keine Krankheit, mit der man sich brüsten könnte. Nein, sie ist in unserer Leistungsgesellschaft eine Erkrankung, die am besten gar nicht stattfindet, weil sie eigentlich zu den Tabuthemen gehört.

Wer die Diagnose Endometriose bekommt, wird zunächst geschockt sein. Denn niemand möchte eine chronische Krankheit haben und schon gar nicht in jungen Jahren, in denen das Leben doch eigentlich erst so richtig beginnt. Aber dennoch – endlich gibt es eine Erklärung für die diffusen Beschwerden, für die möglicherweise jahrelang kein Arzt eine Erklärung parat hatte.

So kann die Diagnose sogar eine Art Befreiungsschlag sein, weil man es bis dato vielleicht als ein Dilemma sah, nicht erklärbare Symptome zu haben und schon fast als Hypochonder zu gelten. Ab dem Tag der Diagnose jedoch weiß man endlich, woran man ist. Man kennt die Ursache für Schmerzen, Stimmungsschwankungen und versteht endlich das Gefühl, warum man sich so oft krank fühlt - das erleichtert vieles.

Aber wie kann die Endometriose nun behandelt werden?

Um die vielfältigen Beschwerden zu lindern und die Fruchtbarkeit zu steigern, werden die meisten betroffenen Frauen mit Hormonen behandelt oder einer Operation unterzogen. Häufig ist es eine Kombination aus beidem. In vielen Fällen wird diese Therapie von unangenehmen Nebenwirkungen begleitet wie einer Gewichtszunahme, Stimmungsschwankungen, Schweißausbrüchen und ständiger Müdigkeit. Und niemals weiß man, wie erfolgreich diese Behandlung anschlagen wird, und ob danach die Schleimhautherde erneut auftreten werden.

Doch ist das wirklich alles, was man gegen diese anstrengende Krankheit unternehmen kann? Gibt es da nicht doch noch viel mehr, als diese gravierenden hormonellen Behandlungen und eine Operation?

Doch - es gibt tatsächlich noch andere Möglichkeiten, die nicht nur sanfter sind, sondern die auch in vielen Fällen die Endometriose ursächlich behandeln können, wenngleich die Ursache unter schulmedizinischen Gesichtspunkten noch immer als nicht geklärt gilt.

Häufig kann eine erfolgreiche Behandlung mit ganz bestimmten nebenwirkungsfreien Pflanzenpräparaten, Vitaminen, Spurenelementen und weiteren naturheilkundlichen Maßnahmen erfolgen. Das klingt zu schön, um wahr zu sein? In vielen Fällen kann dieser Traum wirklich in Erfüllung gehen! Man könnte fast sagen: Gewusst wie, oder ein aufgeklärter Patient hat die bessere Perspektive.

Wichtig ist also, dass man sich mit der Endometriose auseinandersetzt, sie hinterfragt und versucht, die Ursachen herauszufinden.

Damit man mit der Krankheit besser umgehen kann und sie versteht, muss man sich also über sie informieren und sich mit ihr beschäftigen. Man nennt dies in der Fachsprache ‚Psychoedukation'.

Und ein Buch, in dem die Erkrankung von verschiedenen Aspekten her beleuchtet wird, in dem sich nicht die Fremdwörter die Klinke in die Hand geben, ist in dieser Situation Gold wert. Ein Buch, das so verständlich geschrieben ist, dass es jeder Betroffene und Angehörige sofort versteht. Denn auf schwer verdauliche Fachausdrücke wurde bewusst verzichtet.

In dem soeben erschienenen Buch ‚Endlich Schluss mit Endometriose' wurde ein komplexes Thema in einen unverzichtbaren Ratgeber verwandelt, der eine unbezahlbare Hilfestellung für jede Betroffene und ihre Angehörigen darstellt.

In diesem wertvollen Buch erhalten Sie viele Informationen und Hilfen zu dieser oftmals unterschätzten Krankheit. Sie bekommen wichtige Antworten zu vielen Ihrer Fragen, damit Sie erkennen, welchen Therapieweg Sie einschlagen können. Und auch, damit Sie die Ursache der Erkrankung herausfinden können. Denn wenn sie erkannt wird und womöglich behoben werden kann, erhöhen sich die Aussichten auf einen positiven Heilungserfolg häufig um ein Vielfaches.

Viele Aspekte der Endometriose werden in diesem Buch anders beleuchtet, als es allgemein üblich ist. Es zeigt verschiedene Ursachen auf, die bei herkömmlichen Endometriose-Therapien nicht berücksichtigt werden. Und es stellt interessante Therapieansätze vor, die ein völlig normales Leben ermöglichen können. In vielen Fällen sogar ganz ohne synthetische Hormone und Operationen.

Das vorliegende Buch ist für Betroffene und Angehörige gleichermaßen lesenswert. Es soll ihnen eine wichtige Hilfestellung sein und die Angst vor der Krankheit nehmen. Es soll Ihnen Mut machen für den Weg der Gesundung.

Endometriose im Überblick

- Endometriose betrifft ca. 10% der Frauen im gebärfähigen Alter.
- Endometriose liegt dann vor, wenn sich Gewebe aus der Gebärmutterschleimhaut auch außerhalb der Gebärmutter ansiedelt und dort weiter wächst.
- Die genaue Ursache der Endometriose gilt als noch nicht identifiziert, wenngleich Studien belegen, dass verschiedene Umweltschadstoffe und Störungen des Immunsystems die Krankheit (mit) verursachen können.
- Es gibt keine zuverlässigen Prognosen für den Verlauf der Erkrankung, weil sich diese bei jeder Frau anders entwickelt.

- Bei vielen Betroffenen treten keine Symptome auf, sodass sie meistens gar nichts von ihrer Erkrankung wissen, und auch keine Therapie erforderlich ist.

- Da in der Regel die Endometrioseherde am hormonabhängigen Zyklusverlauf teilnehmen, verursachen die Endometrioseherde während der Menstruation besonders starke Beschwerden und entzündliche Reaktionen.

- Bei den meisten Patientinnen (97%) kommt es nach den Wechseljahren zum Abklingen der Endometriose.

- Wenn eine Endometrioseart vorliegt, bei der die Herde nicht am Zyklusverlauf teilnehmen, bleibt die Erkrankung auch nach dem Eintritt der Wechseljahre weiterhin bestehen.

- Aufgrund bestimmter Symptome kann häufig die Vermutung auf eine Endometriose geäußert werden, eine zuverlässige Diagnose ist jedoch nur durch eine Bauchspiegelung möglich.

- Die klassische Behandlung besteht aus einer Kombination von einer Operation zur Entfernung der Endometrioseherde und einer medikamentösen Behandlung.

- Viele der klassischen Behandlungsmethoden gehen mit Nebenwirkungen und Risiken einher.

- Die Endometriose kann zu Unfruchtbarkeit und somit ungewollter Kinderlosigkeit führen.

- Durch starke Schmerzen und weitere Beschwerden besteht bei den Patientinnen oftmals ein starker und lang andauernder Leidensdruck.

- Die meisten Betroffenen sind noch sehr jung, sodass die Diagnose der Endometriose nicht nur ein einschneidendes Ereignis ist, sondern auch Lebenspläne wie beispielsweise die Familienplanung und Karriereplanung korrigiert werden müssen.

- Die durch die Endometriose auftretenden Belastungen betreffen nicht nur die Patientin selbst, sondern auch ihre Familie und insbesondere ihren Partner.

Was ist Endometriose?

Endometriose ist eine chronische, komplexe und hartnäckige Erkrankung, die viel verbreiteter ist als dies allgemein angenommen wird. Denn nach Myomen ist die Endometriose die zweithäufigste Erkrankung im gynäkologischen Bereich. Dennoch gelten viele Aspekte der Endometriose bis heute noch nicht als vollständig geklärt wie beispielsweise der tatsächliche Entstehungsmechanismus, die Ursache und eine zuverlässige Einteilung des Schweregrades.

Die Schätzungen von an Endometriose erkrankten Frauen gehen weit auseinander. Während einige Literaturangaben von bis zu 6 Millionen Patientinnen in Deutschland ausgehen, beziffern andere Quellen die Anzahl auf ca. 2 Millionen. Einig scheint man sich eher dahin gehend zu sein, dass jährlich 30.000 bis 40.000 Neuerkrankungen in Deutschland hinzukommen. Der Anteil der Frauen weltweit, der an dieser Krankheit leidet, beträgt bis zu 12%. Denkbar ist allerdings auch eine große Dunkelziffer, wenn man sieht, wie viele Jahre lang eine Endometriose häufig unentdeckt bleibt. Denn es gibt zwar einige Leitsymptome, die auf die Erkrankung hinweisen können, aber vielfach treten auch sehr unspezifische Beschwerden wie uncharakteristische Bauchschmerzen und allgemeines Unwohlsein auf, die ebenfalls auf andere Krankheiten hinweisen können.

Die Endometriose ist eine Erkrankung der Gebärmutterschleimhaut, die nicht dort bleibt, wo es eigentlich vorgesehen ist, nämlich in der Gebärmutterhöhle. Wenn sich die Schleimhaut auch an anderen Organen im Körper festsetzt, kommt es zur Endometriose. Diese auch als Wucherungen bezeichneten Schleimhautgewächse entwickeln sich vornehmlich im Bauchraum und befallen dort verschiedene Organe. Neben der Gebärmuttermuskulatur sind dies hauptsächlich die Eierstöcke, Eileiter und die Scheide, sowie das Bauchfell im kleinen Becken, wo die Endometrioseherde zu Entzündungen, Verwachsungen und Verklebungen führen. In Einzelfällen werden auch weiter entfernte Körperbereiche wie beispielsweise die Lunge oder sogar das Gehirn betroffen. Häufig finden sich die Herde auch in Bereichen von Narbengewebe.

Die Endometrioseherde können unkontrolliert wachsen und sich uneingeschränkt ausweiten. Je umfangreicher die Ausdehnung ist, desto größer wird das Risiko, dass stärkere Symptome und Komplikationen auftreten.

Die Beschwerden entstehen insbesondere während der Menstruation, da die außerhalb der Gebärmutter befindliche Schleimhaut mit dem hormonellen Geschehen verbunden ist. So geht man davon aus, dass die Endometrioseherde auf jegliche hormonelle Veränderungen reagieren und sich durch Östrogen und Progesteron auf- bzw. abbauen. Dies würde einerseits erklären, warum die Endometriose bei fast allen Frauen mit den Wechseljahren beendet wird, andererseits aber auch, warum die Symptome besonders stark während der Menstruation auftreten.

Denn während der Regelblutung kommt es zum Abbluten der Endometrioseherde, was auch als innere Blutungen bezeichnet wird. Diese Vorgänge äußern sich durch starke Unterleibsschmerzen, die zunächst oft den ‚ganz normalen' Regelschmerzen zugeordnet werden.

Dies führt dazu, dass die Diagnose der Endometriose häufig erst sehr spät erfolgt. Allerdings sind spät gestellte Diagnosen bei der Endometriose fast der Normalfall, wie Sie im Kapitel ‚Der lange Weg bis zu Diagnose' ausführlich erfahren werden. Je länger die Erkrankung jedoch unbemerkt bleibt, desto weiter können sich die Herde ausbreiten und weitere Entzündungen, Verwachsungen und Verklebungen entstehen.

Die Erkrankung findet während der Zeit des gebärfähigen Alters statt, was also der Zeitspanne zwischen der Pubertät und den Wechseljahren entspricht. Mit dem Eintritt der Wechseljahre bildet sich die Endometriose zur Freude der Betroffenen meistens zurück. Doch bis dahin kann die Krankheit das Leben sehr stark beeinträchtigen. Und wenn man bedenkt, dass die Endometriose somit insgesamt ca. 40 lange Jahre andauern kann, erahnt man in etwa, wie lang dieser beschwerliche Weg sein kann.

Aber auch nicht jede Frau kann davon ausgehen, dass nach den Wechseljahren das Thema Endometriose erledigt sein wird. Wenn es sich nämlich um eine Endometrioseform handelt, die nicht auf den Hormonzyklus reagiert, bleibt die Erkrankung auch nach der Menopause bestehen.

Endometriose ist eine verkannte Frauenkrankheit, die meist hinter verschlossenen Türen stattfindet, anstatt dass über sie geredet wird. Sie kann für die Betroffenen einen großen Leidensdruck bedeuten, weil in vielen Fällen die Lebensqualität nicht nur durch starke unerträgliche

Unterbauchschmerzen und Leistungsminderung beeinträchtigt wird, sondern die Krankheit auch zu ungewollter Kinderlosigkeit führen kann. Im Laufe der Zeit kann die Endometriose das Leben der Betroffenen also in vielerlei Hinsicht beeinträchtigen und neben den körperlichen Symptomen auch eine enorme psychische Belastung bedeuten.

Trotz der möglichen gravierenden Ausmaße der Endometriose handelt es sich fast immer um eine gutartige Erkrankung. Da sie sich in erster Linie auf Wucherungen der Gebärmutterschleimhaut bezieht, betrifft sie hauptsächlich Frauen. Nur in sehr seltenen Fällen erkranken auch Männer an Endometriose. Meistens ist dann eine Behandlung mit Östrogenen vorausgegangen, die zur Therapie von Prostatakrebs erfolgt war.

Grundsätzlich kann jede Frau von der Endometriose betroffen werden, aber dennoch gibt es einige Risikogruppen, die besonders häufig erkranken. Hierzu zählen Frauen mit starken Regelschmerzen, chronischen Schmerzen im Unterleib und Frauen, die trotz Kinderwunsch nicht schwanger werden. Da Endometriose familiär gehäuft vorkommt, steigt das Erkrankungsrisiko deutlich an, wenn Verwandte ersten Grades ebenfalls betroffen sind.

Je nach Schweregrad der Erkrankung wirkt sich die reduzierte Leistungsfähigkeit der betroffenen Frauen recht stark auf das Arbeitsleben aus. Denn bei einer Endometriose ist man im Durchschnitt 45 Tage pro Jahr krank geschrieben. Oftmals gibt es auch nach einer erfolgreichen Behandlung der Krankheit Tage, an denen die betroffenen Frauen nicht arbeiten können, weil eine Nachsorgeuntersuchung ansteht oder sie sich einfach noch nicht wohl fühlen.

Auch wenn die Frauen wieder arbeiten, geht man davon aus, dass das Leistungsniveau in vielen Fällen geringer ist als bei gesunden Frauen, da durch die Endometriose immer wieder Schmerzen zu Beeinträchtigungen führen. Diese Situation führt zu manchem Konflikt am Arbeitsplatz. Denn nicht jeder Arbeitgeber oder Kollege hat Verständnis.

In seltenen Fällen ist auch eine bösartige Endometriose möglich. Meistens betrifft dies dann die Eierstöcke. Auch im Bereich des Darms kann es zu einer bösartigen Form der Endometriose kommen.

Stadieneinteilung

Die Feststellung des Schweregrades der Erkrankung trägt wesentlich zur Festlegung des Behandlungskonzeptes bei. Denn eine schwere Endometriose verlangt in der Regel andere therapeutische Maßnahmen als eine leichte Form.

Die Klassifikation der Endometriose wird allerdings nicht überall gleich vorgenommen. So ist es relativ schwierig, das Stadium und die Schwere der Krankheit eindeutig zu einzuteilen. Hilfreich sind hier einige Richtlinien, an die sich ein Arzt halten kann, wenn er eine Klassifizierung der Endometriose vornimmt. Grundlage für eine aussagekräftige Stadieneinteilung ist fast immer eine Bauchspiegelung oder ein Bauchschnitt.

Um das Ausmaß der Endometriose zu diagnostizieren, gibt es mehrere Methoden. Bis jetzt wurde zwar kein Verfahren eindeutig als Standard festgelegt, allerdings orientieren sich viele Therapeuten an der Einteilung der American Society for Reproductive Medicin (rASRM). Diese Klassifikation wird in den meisten Ländern weltweit eingesetzt.

Bei dieser Methode wird die Endometriose in vier Stadien eingeteilt, um erkennen zu können, wie schwer erkrankt die Patientin ist. Bei dieser Einteilung werden Kriterien wie Größe, Anzahl und Orte der Herde sowie mögliche Verwachsungen berücksichtigt.

Während bei der leichten Form nur wenige isolierte Endometrioseherde vorhanden sind und keine Verwachsungen und Eierstockzysten vorliegen, sind im Stadium 2 bereits Eierstockzysten in Form von Schokoladenzysten und Eierstock- oder Eileiterverwachsungen möglich. Das Stadium 4 gilt schließlich als das mit der schwerwiegendsten Ausprägung, indem mehrere großflächige Herde und intensive Verwachsungen vorliegen.

Eine etwas andere Herangehensweise erfolgt bei der sogenannten endoskopischen Endometriose-Klassifikation (EEC). Sie bezieht nicht nur die anhand einer Bauchspiegelung erzielten Befunde ein, sondern auch noch weitere Erkenntnisse, die unter anderem durch bildgebende Verfahren ermittelt werden. Während bei der vorab erwähnten rASRM-Klassifikation ein Punktesystem zugrunde gelegt wird, entscheidet bei der EEC der jeweils auffälligste Einzelbefund über die Stadieneinteilung.

Beide Klassifikationen haben gemeinsam, dass sie sich auf die sogenannte Endometriosis genitalis externa beziehen, bei der es um die Anteile der Gebärmutterschleimhaut im Bauchraum geht. So besteht ein großes Manko dieser beiden Methoden darin, dass man eine Endometriose, die außerhalb der weiblichen Organe auftritt, nicht berücksichtigt.

Als Ergänzung hierzu wurde von der Stiftung ‚Endometriose Forschung' eine weitere Stadieneinteilung mit der Bezeichnung ENZIAN kreiert. Die Bewertungsgrundlage der ENZIAN-Methode stellt die Größe, die Ausweitung und die Tiefe der Endometriose dar. So werden beispielsweise auch die Endometrioseherde berücksichtigt, durch die der Darm betroffen ist.

Zwar kann anhand der verschiedenen Stadieneinteilungsmöglichkeiten der Schweregrad der Endometriose festgelegt werden, aber unabhängig von jeder Methode sagen die jeweiligen Stadien nichts aus über den tatsächlichen Leidensdruck der Patientinnen. Denn auch wenn ‚nur' das Stadium 1 vorliegt, so können mit dieser vergleichsweise geringen Krankheitsausprägung stärkere Schmerzen auftreten als in höheren Stadien.

Durch die Festlegung eines Stadiums lässt sich außerdem auch nicht voraussagen, wie sich die Krankheit zukünftig entwickeln wird, beziehungsweise, inwieweit die Patientin schwanger werden kann. Hierfür kann man eine weitere Methode heranziehen, die besagt, wie groß die Chance ist, nach einer Erkrankung an Endometriose, schwanger zu werden. Diese Skala wird EFI, also Endometriosis Fertility Index, genannt.

Ergänzend zu den jeweiligen Stadien können auch verschiedene Farbgestaltungen der Endometrioseherde Hinweise auf die Ausprägung der Erkrankung geben. So kann zwischen roten, weißen und schwarzen Herden der Endometriose unterschieden werden.

Ist die Endometriose rot, geht man in den meisten Fällen von einem frühen Stadium der Erkrankung aus. Diese roten Herde sind aktiver als die anderen beiden Formen, was wahrscheinlich daran liegt, dass die Endometriose eben mit dieser Form beginnt. Später verändern sich die Herde der Endometriose. Schwarze bzw. häufig auch blau-schwarze Herde sind nicht mehr besonders aktiv und werden daher als ältere

Herde klassifiziert. Es kann sogar sein, dass die schwarzen Herde nicht mehr als aktiv wahrgenommen werden.

Grundsätzlich ist die Stadieneinteilung bei der Endometriose ein schwieriges Thema, das wenige klare Abgrenzungen ermöglicht.

Symptome und Folgen

Die Symptome der Endometriose sind sehr vielfältig und in ihrer Schwere sehr unterschiedlich ausgeprägt. Und je unspezifischer die Beschwerden sind, desto schwieriger und langwieriger gestaltet sich letztendlich auch die Diagnose. Wie bereits erwähnt, vergehen bis zur richtigen Diagnosestellung häufig mehrere Jahre. Oftmals liegt dies daran, dass einige Gynäkologen die beklagten Beschwerden als völlig normal abtun und keine weitreichenden Untersuchungen vornehmen. Dabei sind durch Endometriose auftretende Schmerzen alles andere als ‚normale Menstruationsbeschwerden'.

Fehldiagnosen bei der Endometriose sind leider keine Seltenheit. Als Folge werden in einigen Fällen unwirksame oder gar schädliche Therapien angesetzt. Auch die Aussage, ‚alles sei nur psychisch bedingt', ist ein Satz, mit dem viele Patientinnen im Laufe ihrer Endometriosekarriere irgendwann konfrontiert werden.

Dabei werden auch einige Leitsymptome, die sehr deutlich auf die Endometriose hinweisen können, schlichtweg ignoriert. Zu diesen einschlägigsten Beschwerden gehören starke krampfartige Schmerzen im Unterbauch, extreme Menstruationsschmerzen, ungewollte Kinderlosigkeit, Übelkeit, Schmerzen beim Wasserlassen, Darmbeschwerden und Schmerzen beim Geschlechtsverkehr. Letztere können auftreten, wenn sich Endometrioseherde in der Scheide, zwischen der Gebärmutter und dem Darm sowie an den Gebärmutterbändern befinden.

Die Unterleibsschmerzen entstehen häufig in Verbindung mit der monatlichen Regelblutung, sodass sie oftmals von den normalen Regelschmerzen nur schwer zu unterscheiden sind. Allerdings können die Schmerzen auch zyklusunabhängig in Erscheinung treten und chronische Formen annehmen.

Viele Patientinnen leiden zusätzlich oder anstatt der Schmerzen unter sehr diffusen Beschwerden wie allgemeines Unwohlsein, unerklärliche Stimmungsschwankungen, Völlegefühl und Antriebsarmut. Fälschlicherweise werden diese Symptome häufig gar nicht mit Endometriose in Verbindung gebracht.

Je mehr sich Forscher in den letzten Jahren mit der Endometriose beschäftigten, desto mehr unterschiedliche Symptome wurden inzwischen aufgedeckt, die zunächst gar nicht mit dieser Erkrankung in Zusammenhang gebracht wurden. So verweisen englischsprachige Literaturangaben darauf, dass bei den Patientinnen auffallend oft weitere Erkrankungen festgestellt wurden wie unter anderem Asthma, Allergien, erhöhte Infektionsanfälligkeit, chronische Müdigkeit und Fibromyalgie.

Auch ein erhöhtes Risiko für die Entstehung von Autoimmunerkrankungen wie Hashimoto Thyreoiditis (eine Form der Schilddrüsenunterfunktion) und Lupus (Hauterkrankung) lag bei den Patientinnen vor.

Diese Erkenntnisse werden auch als ‚das neue Bild der Endometriose' bezeichnet, bei dem nicht nur die altbekannten Symptome wie Unterleibsschmerzen berücksichtigt werden, sondern die Erkrankung wird vielmehr in ihrer vollen Ausprägung gesehen.

Mittlerweile weiß man auch, dass die Schwere der Symptome grundsätzlich nichts über die Ausprägung bzw. den Schweregrad der Endometriose aussagt. Dies wird darauf zurückgeführt, dass die Lage der Schleimhautherde einen entscheidenden Einfluss auf die entstehenden Symptome hat.
Viele Patientinnen weisen trotz ihrer Endometriose nur wenige oder schwach ausgeprägte Symptome auf. In einigen Fällen werden diese Befindlichkeitsstörungen nicht einmal als Symptome oder Beschwerden wahrgenommen. Erschwerend kommt hinzu, dass diese Symptome auch auf andere Erkrankungen hinweisen können, was häufig für Verwirrung sorgt und die Diagnose der Endometriose nicht gerade erleichtert.

Während einige Frauen mit einer starken Endometriose und ausgeprägten Wucherungen gar keine Symptome aufweisen und beschwerdefrei sein können, können andere Frauen mit einer geringfügigen Endometriose unter starken Beschwerden leiden, die sie in ihrer Lebensqualität enorm einschränken.

In vielen Fällen kommt es erst zu belastenden Menstruationsbeschwerden, wenn die Endometriose bereits seit mehreren Jahren besteht.

Auffällig und auch gut begründbar ist, dass es sich bei den Symptomen vor allem um Schmerzen im Bauchbereich handelt. Dies wird darauf zurückgeführt, dass sich die Endometrioseherde in den meisten Fällen im Bauchbereich befinden und sich auf die umliegenden Bereiche und Organe auswirken. Dies kann so weit führen, dass die Harnleiter ummantelt werden, sodass es sogar langfristig zu starken Nierenschädigungen kommen kann. Die Herde können sich aber auch auf die Blase ausweiten, was unter anderem durch Blutspuren im Harn bemerkt wird. Ein weiteres Symptom ist eine verlängerte Regelblutung, die länger als 7 Tage andauern kann.

Besonders gefürchtet sind die aufgrund der Endometriose entstehenden Verwachsungen und Verklebungen im Bauchraum, die weitreichende Folgen mit sich bringen können.

Während Verwachsungen der Eierstöcke zu Schokoladenzysten und Unfruchtbarkeit führen können und das Risiko von Eileiterschwangerschaften erhöht wird, kommt es durch Verwachsungen am Darm mitunter zu Blutspuren im Stuhl, einer eingeschränkten Beweglichkeit des Darms bis hin zu einem gefährlichen Darmverschluss.

Die Endometriose ist also eine Erkrankung mit vielen Gesichtern, die sich in ihrer Ausprägung höchst unterschiedlich äußert.

Symptome im Überblick:

- Krampfartige Unterleibsschmerzen, die sich auf Organe im Beckenbereich und in den unteren Rücken ausbreiten.

- Übermäßige Blutungen mit dem Abgang von großen Gewebeanteilen während der Menstruation.

- Während der Menstruation starke Übelkeit, Erbrechen und Verstopfung.

- Schmerzen beim Geschlechtsverkehr

- Schmerzen bei der Harn- oder Stuhlentleerung
- Ungewollte Kinderlosigkeit durch Unfruchtbarkeit
- Verlängerte oder verstärkte Regelblutung
- Eierstockzysten in Form von Schokoladenzysten, die mit schwarzbraunem altem Blut gefüllt sind
- Vergrößerte Gebärmutter
- Zwischenblutungen
- Zyklusstörungen
- Verdauungsprobleme
- Schlafstörungen
- Müdigkeit
- Blut im Urin
- Schmerzen im unteren Rücken
- Antriebsarmut
- Stimmungsschwankungen
- allgemeines Unwohlsein

Ursachen

Trotz mittlerweile umfangreicher Forschungen sind die Ursachen für eine Endometriose bisher immer noch nicht eindeutig geklärt. In der Literatur werden unterschiedliche Theorien beschrieben, wobei mittlerweile ein Zusammenspiel von mehreren Faktoren als am wahrscheinlichsten gilt. Zunehmend finden die Erkenntnisse der Umweltmedizin Beachtung, die davon ausgeht, dass Umweltschadstoffe zur Endometriose führen.

Transplantationstheorie

Als eine der bekanntesten Theorien gilt die sogenannte Transplantationstheorie, die entsprechend seines Erfinders auch als Theorie nach Sampson bezeichnet wird. Sie besagt, dass die Schleimhautzellen der Gebärmutter bei einer Menstruation über die Eileiter in die Bauchhöhle transportiert werden.

Zunächst klingt diese Vorstellung etwas merkwürdig, doch wenn man bedenkt, dass bei ca. 90% der Frauen ein Teil des Blutes während der Menstruation über die Eileiter in den Bauchraum gelangt, ist diese Theorie überhaupt nicht abwegig. Über diesen Mechanismus können nämlich auch Stücke der Gebärmutterschleimhaut in den Bauchraum geschwemmt werden, wo dieses Gewebe anschließend zu wachsen beginnt.

Auch über andere Wege wie über das Blut und die Lymphgefäße soll es zum Weitertransport von losen Gebärmutterschleimhautzellen kommen, die zu einer Ansiedelung an anderen Körperstellen führen. Der Transport der Endometrium-Zellen über den Blutkreislauf sowie das Lymphsystem gilt als die wahrscheinlichste Ursache dafür, dass Endometrioseherde in weiter entfernten Organen wie beispielsweise dem Gehirn entstehen können. Diese extremen Fälle sind allerdings vergleichsweise selten.

Warum bei vielen Frauen, bei denen eine Verschleppung der Gebärmutterschleimhaut stattfindet, keine Endometriose entsteht, weil diese Schleimhautzellen ‚entsorgt' werden, ist bisweilen noch nicht eindeutig geklärt. Vermutungen gehen dahin, dass weitere Faktoren notwendig sind, damit die Endometriose ausbricht.

Metaplasietheorie

Die Metaplasietheorie geht davon aus, dass sich Zellen, die denen der Gebärmutterschleimhaut sehr ähnlich sind, in Endometriosezellen umwandeln. Die Grundlage sollen dabei embryonale Bauchhöhlenzellen bilden, die sich an Ort und Stelle bilden. Hierbei handelt es sich um Zellen, die sich während der Embryonalentwicklung aus dem gleichen Gewebe wie die Gebärmutterschleimhaut gebildet haben. Die Veränderung in Endometriumzellen soll schließlich auf der Basis von hormonellen Einflüssen und Infektionen möglich sein.

Induktionstheorie

Diese Theorie geht von einer Kombination der Transplantations- und Metaplasietheorie aus.

Genetische Ursache

Da die Endometriose in einigen Familien gehäuft vorkommt, gilt es als sehr wahrscheinlich, dass die Entwicklung der Endometriose im Erbgut angelegt ist.

Wenn Verwandte ersten Grades (Mutter, Schwester) erkrankt sind, liegt das Risiko bei bis zu 10%, ebenfalls Endometriose zu bekommen. Für die Theorie der Vererbbarkeit spricht ganz deutlich die Tatsache, dass das Erkrankungsrisiko bei Zwillingen immerhin bei 80% liegt. Bezüglich der Vererbbarkeit gibt es mittlerweile einige Studien, die den genetischen Zusammenhang der Endometriosentstehung belegen.

Bislang sind zwar noch keine typischen Endometriosegene entdeckt worden, die Ausprägung einzelner Gene war jedoch auffallend verändert.

Immunsystem

Dass das Immunsystem im Zusammenhang mit der Endometriose steht, gilt als sehr wahrscheinlich. Allerdings sind die genauen Mechanismen noch nicht vollständig geklärt, sodass es verschiedene Mutmaßungen bezüglich des Einflusses des Immunsystems gibt.

Während das Immunsystem bei gesunden Frauen die Bildung von Endometrioseherden verhindert, könnte es aufgrund eines geschwächten Immunsystems bei anderen Frauen zur Entstehung der Endometriose kommen.

Einige Mediziner gehen sogar davon aus, dass die Endometriose möglicherweise eine Art Autoimmunerkrankung ist.

Im Normalfall sorgt das Immunsystem dafür, dass sich Zellen nur in den jeweils vorgesehen Bereichen ansiedeln und dort wachsen. Bei der Endometriose jedoch kommt es zur Abwanderung von Zellen, die in anderen Körperregionen wachsen als ursprünglich geplant. Hierdurch gerät das Immunsystem völlig aus den Fugen und kann schließlich Abwehrstoffe gegen die körpereigenen Zellen bilden. Dies schließlich könnte die Basis für die Entstehung einer Autoimmunerkrankung sein.

Für die Tatsache, dass autoimmune Reaktionen stattfinden, spricht auch, dass in den Bereichen der Endometrioseherde Entzündungen entstehen, die sich gegen das eigene Körpergewebe richten.

Interessanterweise lassen sich im Blut der betroffenen Frauen außerdem Antikörper gegen die Gebärmutterschleimhaut nachweisen. Ob diese Reaktionen des Immunsystems jedoch die Antwort auf die Endometriose sind oder die (Mit-)Ursache der Krankheit darstellen, ist noch nicht eindeutig geklärt.

Stress

Auch Stress kann bei der Entstehung von Endometriose eine wesentliche Rolle spielen. Denn nicht nur bekannte Organe wie Herz und Magen reagieren auf stressige Situationen, sondern auch der Hormonhaushalt kann empfindlich gestört werden.

Welche Frau kennt das nicht, dass in stressigen Situationen die Menstruation völlig ausbleibt oder kürzer bzw. auch länger anhält? Die Tage während der stressigen Tage geraten jedenfalls schnell aus den Fugen und bringen den Hormonhaushalt ordentlich durcheinander. Somit ist es denkbar, dass auch eine Erkrankung wie die Endometriose durch einen stressigen Lebensstil begünstigt werden kann.

Schadstoffe als eine unterschätzte Ursache

Umweltschadstoffe spielen bei vielen Erkrankungen eine wesentlich größere Rolle, als dies vielfach bekannt ist.

Umweltmediziner sind sich schon lange darin einig, dass viele unserer heutigen Zivilisationserkrankungen in Verbindungen mit Schadstoffbeastungen stehen. Und dabei ist egal, wie die Krankheit heißt: Ob Endometriose, Schizophrenie, Morbus Crohn, Colitis ulcerosa, Schilddrüsenerkrankungen, Rheuma, Migräne, Multiple Sklerose, Chronische Neurodermitis, Müdigkeit, Nahrungsmittelunverträglichkeiten, Depressionen, Fibromyalgie, chronische Candidainfektion, Schuppenflechte oder Krebs. In vielen Fällen sind die daran erkrankten Personen mit Schadstoffen belastet, ohne es zu wissen. Denn die Schulmedizin sieht diese Zusammenhänge nicht und sucht also auch nicht danach.

Während das Thema der Schadstoffbelastungen in der herkömmlichen Medizin am liebsten gar nicht stattfindet, ignoriert oder belächelt wird, gibt es für Umweltmediziner und naturheilkundlich orientierte Therapeuten gar keinen Zweifel mehr an dem Einfluss von Schadstoffen auf die Gesundheit. Viele Studien und Erfahrungsberichte existieren hierüber – sie sind in der Öffentlichkeit leider oftmals nicht bekannt. Und in vielen Fällen kommt es erst dann zu deutlichen gesundheitlichen Verbesserungen, wenn die Erkenntnisse von Vergiftung und Entgiftung in die ganzheitlichen Therapiekonzepte einfließen.

Für die Betroffenen stellt die Beseitigung der Schadstoffe oft einen Befreiungsschlag mit einer unvorstellbaren Verbesserung der gesamten Lebensqualität dar. Denn häufig treten bei einer chronischen Schwermetallvergiftung noch diverse weitere Symptome auf, die sich durch die Entgiftung deutlich verbessern. Leider ist der Weg bis dahin meistens sehr lang und nicht in wenigen Monaten erledigt.

Umweltgifte können den gesamten Organismus und die Biochemie des Gehirns beeinträchtigen, sodass Störungen unterschiedlicher Art auftreten. So kann man unter umweltmedizinischen Gesichtspunkten auch bei vielen hormonell bedingten Erkrankungen davon ausgehen, dass Schwermetalle wie Quecksilber, Palladium, Cadmium, Nickel und Blei zu einer Entstehung beitragen oder diese sogar auslösen. Aber auch weitere Umweltgifte wie Holzschutzmittel, Chlor, pharmazeutische Medikamente, Schimmelpilze, Pestizide, Autoabgase, Brom, Fluorid,

Bisphenol A (BPA) und polychlorierte Biphenyle können Erkrankungen vorantreiben.

Umweltgifte siedeln sich in diversen Organen an wie den Eierstöcken, dem Gehirn, dem Darm, der Schilddrüse, Bauchspeicheldrüse, den Knochen und Nervenzellen. Sie können den gesamten Stoffwechsel und den Hormonhaushalt so stark beeinträchtigen, dass verschiedene Prozesse nicht mehr reibungslos vonstatten gehen.

So wird auch bei vielen hormonell erkrankten Personen immer wieder ein Zusammenhang mit Schwermetallen oder anderen Schadstoffen beobachtet. Somit sollte bei der Diagnostik auch ein Blick auf eine möglicherweise vorhandene Schadstoffbelastung geworfen werden. Wird dieser Verdacht bestätigt, so ist für eine erfolgreiche Behandlung der Endometriose auch eine Schwermetallausleitung erforderlich.

Der Vollständigkeit halber möchte ich an dieser Stelle auch darauf hinweisen, dass diese Vergiftung eine Ursache der Endometriose sein kann, aber nicht muss. Denn natürlich entstehen hormonell bedingte Erkrankungen auch aufgrund ganz anderer Ursachen. Aber genau dies gilt es abzuklären, und eine Abklärung einer Schadstoffbelastung gehört heutzutage eben nicht zum Standarduntersuchungsprogramm, sondern muss vom Patienten meistens hartnäckig eingefordert werden.

Dass wir mittlerweile von unendlich vielen Schadstoffen umgeben sind, ist kein Geheimnis mehr. Aber dennoch ist vielen Menschen das gewaltige Ausmaß dieser Belastungen mit schädlichen Stoffen nicht bewusst. Oder man verdrängt es nach dem Motto ‚Dann kann ich ja gar nichts mehr essen und nichts mehr unternehmen'. Ganz so schlimm ist es natürlich nicht, man muss nur wissen, wo die Gefahrenquellen lauern.

Und diese fangen schon im eigenen Körper durch Zahnmetalle wie Amalgamfüllungen und metallhaltige Kronen und Brücken an. In den eigenen vier Wänden geht es munter weiter: und zwar mit Holzschutzmitteln, Lösungsmitteln in Wandfarben, Formaldehyd in Möbeln, diversen Schadstoffen einschließlich Medikamentenrückständen im Trinkwasser, Aluminium aus Deos, Weichmachern in Plastiktrinkflaschen, Lösungsmitteln in Kinderspielzeug, chemischen Zusatzstoffen in Lebensmitteln und Kosmetikartikeln und so weiter.

Dabei ist der menschliche Organismus genetisch gar nicht darauf eingestellt, diese ganzen Schadstoffe von allein wieder auszuscheiden.

Besonders hart trifft es diejenigen, die von Natur aus mit zu wenigen Entgiftungsenzymen ausgestattet sind. In diesen Fällen kann sich der Körper von einer Schadstoffbelastung nicht mehr alleine befreien.

Dass Umweltfaktoren zur Entstehung von Endometriose beitragen, ist mittlerweile einschlägig bekannt und konnte durch Studien belegt werden. Während für Umweltmediziner an diesem Zusammenhang kein Zweifel besteht, wird dieses Thema zum Leidwesen der Betroffenen in schulmedizinisch ausgerichteten Praxen meistens ignoriert und oftmals belächelt.

Dabei konnte mittlerweile in mehreren Studien nachgewiesen werden, dass in Endometriosegewebe häufig verschiedene Arten von Umweltschadstoffen vorhanden sind. Oftmals sind Schwermetalle wie Blei, Quecksilber, Cadmium und Kupfer nachweisbar. Aber auch Lösungsmittel und Pestizide wie Lindan, Formaldehyd, Benzol, PCP, Dioxin und diverse andere sind bekannt für ihren Einfluss auf die Endometriose.

Dioxin und Endometriose

Insbesondere der Zusammenhang von Dioxin steht heutzutage außer Frage und konnte schon vor einigen Jahren mehrfach eindrucksvoll nachgewiesen werden. In Tierversuchen fanden amerikanische Wissenschaftler zufällig heraus, dass 80% der teilnehmenden weiblichen Rhesusaffen Endometriose entwickelten, wenn sie zuvor über einen Zeitraum von 4 Jahren geringen Dioxinmengen ausgesetzt waren. Und je höher die Dioxindosierungen waren, desto intensiver waren die Endometriosesymptome. Affen, die gar nicht mit Dioxin in Kontakt kamen, entwickelten gar keine Endometriose.

Der Einfluss von Dioxin konnte auch bei einer Studie bestätigt werden, indem festgestellt wurde, dass bei an Endometriose erkrankten Frauen ein erhöhter Dioxinspiegel im Blut vorlag. Seit Bekanntwerden des immensen Einflusses von Dioxin auf die Entstehung von Endometriose wurden weitere Studien durchgeführt, die zu vergleichbaren Ergebnissen kamen. Sie bestätigten sogar, dass bereits kleinste Dioxinmengen zu gravierenden Auswirkungen im Organismus führen können.

Der Zusammenhang von Dioxin und Endometriose konnte seinerzeit auch aufgrund des Sevesounfalls in Italien hergestellt werden, der im Jahr 1976 als einer der aufsehenerregendsten Chemieunfälle in die Geschichte der Industrialisierung einging. Durch diesen Unfall wurde eine unbekannte Menge Dioxin freigesetzt, was dazu führte, dass Dioxin auch heute noch als Sevesogift bezeichnet wird. Nicht nur, dass mit diesem Dioxin kontaminierte Kinder eine Chlorakne entwickelten und sämtliche Anwohner evakuiert wurden, rieten die Gesundheitsbehörden Schwangeren aufgrund der extremen Giftigkeit zu einer Abtreibung.

Die weiblichen Anwohner wurden vorsorglich auf eine Dioxinbelastung hin untersucht und wiesen eklatant hohe Dioxinwerte im Blut auf. Auffallend und für den Zusammenhang von Dioxin und Endometriose spricht die Tatsache, dass viele dieser Frauen im Laufe der Jahre an Endometriose erkrankten. Ihr Anteil war deutlich höher als derjenige von nicht mit Dioxin belasteten Frauen.

Welch gravierenden Einfluss Dioxin auf den Hormonhaushalt hat, konnte auch anhand einer weiteren Feststellung belegt werden. Während vor dem Unfall in Seveso ein Verhältnis von 106 Männern zu 100 Frauen bestand, kehrte sich dieses Verhältnis geradezu dramatisch um und zwar von 26 Männern zu 48 Frauen.

Nun könnte man sagen, dass derartige Unfälle glücklicherweise nur sehr selten geschehen. Das ist sicherlich richtig. Aber trotzdem ist dies noch lange kein Schutz vor einer Kontamination mit Dioxin. Denn dieses umgibt uns weitaus mehr als uns es bewusst ist. Dem Einfluss von Dioxin kann man sich nicht immer so leicht entziehen, wie man sich das gerne vorstellen möchte.

Denn durch verschiedene Quellen werden wir häufig unwissentlich mit diesem Schadstoff konfrontiert. So entsteht Dioxin beispielsweise bei Verbrennungsprozessen, gelangt hierdurch in die Luft und somit in den gesamten Verwertungskreislauf. Felder werden verunreinigt und somit Nahrungs- und Futtermittel kontaminiert. Tiere, die diese schadstoffbelasteten Pflanzen essen, landen schließlich als belastetes Schnitzel oder Würstchen samt weiterer Schadstoffe auf unseren Tellern. Wie gesagt, schon kleinste Mengen haben einen großen Einfluss auf die Gesundheit. Dennoch gibt es auch Positives zu berichten, denn die Gefährlichkeit wurde mittlerweile auch von offiziellen Stellen erkannt.

So kann unter
http://www.umweltbundesamt.de/chemikalien/dioxine.htm#5
nachgelesen werden, wie sich die Dioxinbelastung in Deutschland in den Jahren 1990 bis 2004 deutlich reduziert hat.

Allerdings kann nicht nur Dioxin zum Schreckgespenst der Endometriose werden, sondern auch noch diverse weitere Schadstoffe. Eine 1992 in Deutschland durchgeführte Studie zeigte, dass Endometriose auch durch PCB entstehen kann.

Den Einfluss von Umweltschadstoffen auf die Endometriose führt man darauf zurück, dass diese Substanzen das Immun- und Hormonsystem beeinträchtigen. Diese Erkenntnis geht konform mit der Annahme, dass Endometriose durch eine Fehlfunktion des Immun- und Hormonsystems entstehen kann.

Amalgam und Endometriose

Bei vielen Endometriose-Patientinnen spielt jedoch weder das Dioxin noch PCB eine zentrale Rolle, sondern das Quecksilber aus Amalgamfüllungen. Dieser Zusammenhang ist kein neuer, aber trotzdem ein nur wenig bekannter.

Das Thema ‚Amalgam' wird seit vielen Jahren sehr kontrovers diskutiert. Dabei gelingt es den Amalgambefürwortern immer wieder, der Bevölkerung die angebliche Ungefährlichkeit dieses hochtoxischen Zahnmaterials vorzugaukeln. Auch die Vereinigung amerikanischer Zahnärzte schlägt argumentativ eifrig in diese Kerbe, indem sie offiziell die Meinung vertritt, Amalgam wäre unschädlich. Bedenklich ist allerdings, dass genau diese Zahnärzte durchaus anerkennen, dass das im Amalgam enthaltene Quecksilber außerhalb des Mundes schädlich ist.

Wo ist da der Unterschied?

Geht es nach der Schulmedizin, so ist Amalgam ein harmloser Zahnfüllstoff, der bedenkenlos und in unbegrenzter Menge in die Zähne bei Millionen von Menschen eingesetzt werden kann. Doch geht es immer noch nach der Schulmedizin, so darf schwangeren Frauen kein Amalgam eingesetzt werden, und das bei Patienten herausgebohrte

Amalgam muss von Zahnarztpraxen als Sondermüll deklariert werden. Komisch, dass man diesen Sondermüll aber angeblich so gefahrlos zeitlebens mit sich herumtragen kann. Ach ja, er ist ja auch ganz harmlos.

Nein, so einfach ist das nicht und soll glauben, wer nicht aufgeklärt werden möchte. Als jemand, der von einer lebensbedrohlichen chronischen Amalgam- und Palladiumvergiftung betroffen ist, kann ich als Autorin gar nicht anders schreiben.

Denn auch bei mir war durch die Schwermetalle der Hormonhaushalt derart durcheinander geraten, dass ich mit Hormonen regelrecht vollgestopft wurde. Aber nur bis zu dem Tag, als in einer naturheilkundlich ausgerichteten Frauenklinik innerhalb einer Universitätsklinik die wahre Ursache herausgefunden wurde, nämlich eine chronische Quecksilber- und Palladiumvergiftung.

Nach einer umfangreichen Entgiftung war ich nach einigen Monaten so weit, dass überhaupt keine Hormone mehr erforderlich waren. Und das nach etwa 5 Jahren Dauermedikation mit Hormonhöchstdosierungen. Macht das nicht schon deutlich genug, welch einen gigantischen Einfluss Schadstoffe auf das Hormonsystem nehmen können?

Amalgam ist also ein gefährlicher Zahnersatzstoff, der es in sich hat. Auch wenn die allermeisten Zahnärzte immer noch gebetsmühlenartig behaupten, wie harmlos Amalgam doch sei, entspricht dies einer Farce für jeden Menschen, der selbst eine chronische Amalgamvergiftung erlebt und überlebt hat.

Denn Amalgam besteht zu über 50% aus dem hochgiftigen Quecksilber und vergiftet auf Dauer jeden menschlichen Organismus in einem schleichenden Prozess. Hinzu kommt, dass das Amalgam weitere schädliche Substanzen enthält wie Blei, Zinn, Silber, Kupfer und Zink.

Auch Brücken und Inlays enthalten häufig Anteile dieser krankmachenden Inhaltsstoffe. Insbesondere das Palladium (auch als Spargold bezeichnet) ist ein gefürchteter Bestandteil von Zahnersatz, da es als noch toxischer gilt als das Quecksilber und außerdem auch noch schwieriger auszuleiten ist.

Allein das Quecksilber gilt als so gefährlich, dass es zu den giftigsten Substanzen zählt, die unser Planet überhaupt zur Verfügung hat. Bereits

0,2 bis 1 g Quecksilber im Blut sind tödlich. Da muss die Frage möglich sein, wie es erlaubt sein kann, dass Amalgamträger – finanziert durch die Krankenkassen - häufig ein Vielfaches dieser Menge in ihrem Mund herumtragen dürfen.

Bereits nach nur 12 Stunden nach dem Einsetzen der Amalgamfüllungen ist das Quecksilber in allen Körperorganen angelangt. Und auch vor dem Gehirn macht es nicht Halt, weil es in der Lage ist, die Blut-Hirn-Schranke zu durchdringen. Doch damit nicht genug, denn durch ständigen Abrieb, bedingt durch Kaugummikauen, heiße Speisen und Getränke sowie Zähneknirschen wird der Körper Tag für Tag mit weiteren Quecksilbermengen versorgt.

Der Körper wird somit ständig weiter vergiftet, indem das Gift über den Verdauungstrakt in den Organismus befördert wird. Irgendwann läuft das Fass aufgrund dieser systemischen Vergiftung quasi über mit der Folge, dass chronische Erkrankungen entstehen.

Das Fatale ist, dass das im Körper geparkte Quecksilber ohne Hilfe von außen den Körper kaum noch verlassen kann. Die Halbwertzeit des Quecksilbers ist so erschreckend hoch, dass man davon ausgeht, dass es den Körper zu Lebzeiten ohne Hilfe von außen nicht mehr verlassen wird.

Auch wer selbst keine Amalgamfüllungen im Mund trägt, ist vor einer Quecksilberbelastung nicht sicher.

Denn mittlerweile sind bekanntermaßen viele Nahrungsmittel und insbesondere Fischbestände ebenfalls quecksilberbelastet, sodass man auch seine Ernährungsgewohnheiten überdenken sollte.

Sie meinen, Sie sind trotzdem noch auf der sicheren Seite und haben keine Quecksilberbelastung? Oder Sie wundern sich, dass Sie Quecksilber im Körper haben, und können sich nicht erklären, woher dieses kommen soll? Nun, vielleicht haben Sie es bereits von Ihrer Mutter ‚geerbt'. Denn leider ist Quecksilber plazentagängig, sodass bei einer amalgamtragenden Mutter das Quecksilber auf das ungeborene Kind übergehen kann.

Auch das sollten Sie wissen:

Mittlerweile sind die Erkenntnisse über den Einfluss von Umweltschadstoffen auf die Entstehung der Endometriose so weit gediehen, dass man weiß, dass insbesondere diejenigen Schadstoffe eine gravierende Rolle spielen, die eine Hormonwirkung im Körper ausüben können. Diese Substanzen werden als Xenoöstrogene bezeichnet und kommen in unserem Alltag viel häufiger vor, als uns dies überhaupt bewusst ist.

Neben moschushaltigen Duftstoffen sind dies insbesondere Weichmacher, die in Kunststoffen verwendet werden und als Bisphenol A und Phthalate bezeichnet werden. Hierbei handelt es sich um Substanzen, die dauerhaft aus Kunststoffprodukten ausdünsten.

Aber auch zahlreiche Pestizide und Insektizide wirken auf das Hormonsystem ein.

Auch wenn wir uns bemühen, derartigen Schadstoffen möglichst aus dem Weg zu gehen, so ist dies im Zuge der industrialisierten Welt fast unmöglich geworden. Denn überall wird man täglich mit diesen Substanzen konfrontiert, sei es durch das Einatmen der Luft, die Nahrung oder das Wasser.

Warum einige Frauen mit einer Schadstoffbelastung an Endometriose erkranken und andere mit einer vergleichbaren chronischen Vergiftung hingegen keinerlei Symptome aufweisen, wird mittlerweile von Umweltmedizinern auf das Fehlen bestimmter Entgiftungsenzyme zurückgeführt.

Man geht davon aus, dass die erkrankten Frauen von Geburt an schlechter mit diesen Enzymen (in erster Linie geht es um das P450) ausgestattet sind und der Körper infolgedessen wesentlich schlechter entgiften kann.

Wenn Sie sich intensiver mit dem Thema ‚Entgiftung' auseinander setzen möchten, lesen Sie das Buch ‚Entgiften von A bis Z', von Sigi Nesterenko bestellbar im Internet über www.Entgiftung-Entschlackung.Info oder über den Buchhandel.

Risikofaktoren

Auch wenn es bezüglich der Ursache der Endometriose noch immer vielfältige Meinungsunterschiede gibt, so ist zumindest deutlich, dass die Erkrankung im Zusammenhang mit der Menstruation selbst steht. Diese könnte man als den eigentlichen Risikofaktor betrachten, wenn es um diese Erkrankung geht.

Studien zeigen zum Beispiel, dass Frauen, die Ihre Regelblutung durch die Einnahme von Medikamenten unterdrücken, signifikant seltener von Endometrioseherde betroffen sind als Frauen, die der Natur hier freien Lauf lassen. Außerdem zeigen andere Studien, dass Frauen, die Ihre Menstruation sehr jung bekommen haben und recht spät in die Wechseljahre kommen, ebenfalls signifikant häufiger an Endometriose erkranken als diejenigen, die sich über einen kürzeren Zeitraum hinweg in der gebärfähigen Phase befanden.

Ebenfalls erhöht sich das Risiko einer Endometriose, wenn man einen sehr kurzen Zyklus hat und dafür eine sehr lange Phase der Blutung. Besonders bei Frauen, deren Blutung im Monat 7 Tage oder länger andauert, ist das Risiko stark erhöht. Ein weiterer Risikofaktor ist eine sehr späte Schwangerschaft. Frauen, die mit 40 Jahren gebären, tragen ein sehr großes Risiko, an Endometriose zu erkranken.

Auch Übergewicht und Untergewicht werden derzeit auf einen Zusammenhang mit Endometriose hin untersucht. Hierzu gibt es allerdings noch keine Ergebnisse, die repräsentativ sind.

Nicht zu unterschätzen sind schließlich die genetischen Voraussetzungen. Denn Endometriose kommt familiär gehäuft vor und wenn Familienmitglieder ersten Grades erkrankt sind, erhöht sich das Risiko deutlich, ebenfalls Endometriose zu bekommen.

Der lange Weg bis zur Diagnose

Wer von Endometriose betroffen ist, wird gelernt haben, dass Geduld zu haben, eine der wichtigsten Tugenden ist, mit der man bei dieser Erkrankung ausgestattet sein sollte. Denn bei den meisten Betroffenen wird die Krankheit nicht sofort erkannt, sondern ein langer Weg, gepflastert mit diversen Fehldiagnosen und der häufigen Erklärung, dass alles psychisch bedingt sei, scheint geradezu an der Tagesordnung zu sein.

Langjährige Ärzte-Odysseen sind keine Seltenheit. So ist es leider nicht die Ausnahme, sondern es scheint eher ‚normal' zu sein, dass Endometriose-Patientinnen lange Leidenswege gehen, die Odysseen gleichen und ‚von Pontius nach Pilatus' führen. Dabei wandern die Betroffenen jahrelang von Arzt zu Arzt und nehmen auf diesem Weg so manche Klinik und diverse Heilpraktiker mit.

Da werden Vermutungen angestellt, dass man mit Anfang 30 bereits in den Wechseljahren angekommen sein soll. Auch als völlig normale Menstruationsbeschwerden werden die durch Endometriose entstehenden Symptome vielfach vorschnell eingeordnet. Und wenn die ganze Situation auch die Stimmung erledigt, wird man schneller in die Schublade der Depressionen gesteckt als man dies überhaupt selber wahrnimmt. Erst später, wenn man sich von seinem behandelnden Arzt sämtliche Befunde aushändigen lässt, stößt man dann mitunter auf wundersame Diagnosen, die einem gar nicht mitgeteilt wurden oder auch so offensichtliche Fehldiagnosen sind, die teilweise gar verachtend und beschämend klingen.

Dies gilt ganz besonders dann, wenn man irgendwann die richtige Diagnose – nämlich Endometriose – erhält und im Rückblick diese abenteuerlichen fehlerhaften Diagnoseversuche aus einem anderen Blickwinkel betrachten kann.

Wenn organisch keine Befunde erstellt werden können, führt der Diagnostikweg fast immer auf die psychosomatische Schiene. Aktuelle Statistiken scheinen genau dies zu belegen. Denn noch nie zuvor gab es so viele psychisch erkrankte Menschen in unserer Gesellschaft. Da darf die Frage berechtigt sein, wie viele von diesen als psychosomatisch eingestuften Patienten denn tatsächlich psychisch erkrankt sind oder sich nicht doch vielleicht Fehldiagnosen oder Verlegenheitsdiagnosen dahinter verbergen?

Aufgrund der Fehldiagnosen erfahren die Patientinnen nicht selten Therapien, die ihre gesamte gesundheitliche Situation durchaus noch verschlimmern. Hierzu zählen insbesondere Psychotherapien, die den Betroffenen sehr zusetzen und völlig verzweifeln lassen können.

Für die betroffenen Frauen bedeuten diese Falschdiagnosen jedenfalls einen enormen zusätzlichen Leidensdruck. Denn sie haben das Gefühl, dass irgendetwas mit ihnen nicht stimmt, aber keiner kann diesen Zustand so richtig erklären. Jahrelange Schmerzen und eine reduzierte Leistungsfähigkeit sorgen ohnehin schon für ein angeknackstes Selbstbewusstsein. Doch durch die nicht erkannte Endometriose prägt sich dieser Zustand noch wesentlich stärker aus.

Wird nach einer gewissen Zeit nämlich keine erklärbare Ursache für die zunehmenden diffusen Beschwerden gefunden, so läuft man Gefahr, von seinem Arzt als psychisch instabil und Simulant, der seine Symptome nur vortäuscht, eingestuft zu werden. So wird man langsam aber ganz sicher auf die Schiene der Psychosomatiker oder sogar Hypochonder gesetzt. Und dieser Weg kann nichtabsehbare Folgen haben, wenn man nicht die nötige Kraft aufbringt, sich diesen Anschuldigungen entgegenzusetzen.

Immerhin weiß man mittlerweile, dass zwischen dem Auftreten der Endometrioseanzeichen bis zur richtigen Diagnose durchschnittlich 6 Jahre vergehen. Da dies ein Durchschnittswert ist, gibt es zwar einige Patientinnen, die frühzeitiger zu ihrer Diagnose gelangen, aber es gibt auch einige, die noch deutlich länger als 6 Jahre auf ihre ‚Erlösung' warten müssen. Erlösung heißt in diesem Fall, dass man endlich erfährt, welche mysteriöse Krankheit tatsächlich hinter diesem ganzen Leidensweg mit der unerträglichen Ungewissheit und den stetigen Schmerzen steckt. Und dass man endlich bestätigt bekommt, dass man sich nicht anstellt.

Die Gründe für die häufigen Fehldiagnosen sind vielfältig. Da ist zum einen die Situation, dass die Endometriose häufig ähnliche Symptome hat wie verschiedene andere Krankheiten auch. Hinzu kommt, dass sie zweifelsohne immer noch zu den eher unbekannten Krankheiten gehört, sodass Ärzte deren Symptomatik nicht ausreichend kennen. Dies führt zum Leidwesen der Betroffenen dazu, dass viele Ärzte mit diesem Krankheitsbild nicht umfänglich vertraut sind und die oftmals diffusen oder gar widersprüchlich wirkenden Symptome nicht richtig einordnen können.

Trotz allen Missmutes, den viele Betroffene sicherlich berechtigterweise von sich geben, darf man allerdings eines nicht vergessen: Viele Ärzte erleben die Endometriose nicht täglich in ihrer Praxis und werden somit mit dem Erscheinungsbild, den Diagnostikmöglichkeiten und Therapien nicht regelmäßig konfrontiert.

Aber bei allem Verständnis für die Therapeuten bedeutet eine nicht erkannte Endometriose eine enorme Belastung für die Betroffenen. Sie fühlen sich unverstanden, müssen sich ständig für die starke Leistungsminderung rechtfertigen und können niemandem erklären, was mit ihnen los ist, weil sie es ja eigentlich selbst gar nicht wissen.

Wer diesen Weg über mehrere Jahre hinter sich gebracht hat, vergleicht dies nicht selten mit einem Höllentrip. Eine grausame Zeit, die man am liebsten vergessen machen würde, aber nicht kann. Hätte man damals schon das Wissen von heute gehabt, hätte dieser Höllentrip so manche Abkürzung erfahren können. Oder wäre man direkt an einen Endometriose erfahrenen Arzt geraten, wäre der Weg auch kürzer ausgefallen.

Am schlimmsten erscheint einem das Unverständnis der Ärzte, der eigenen Familie, der Arbeitskollegen. Man fühlt sich von der Gesellschaft allein gelassen und sieht sich als ein Mensch, der in die heutige Leistungsgesellschaft nicht mehr hineinpasst. Und das alles nur, weil die verflixte Krankheit da ist, die niemand erklären kann. Dennoch – im Vergleich zu Betroffenen, die vor 20, 30 Jahren an Endometriose erkrankten, stehen die Chancen auf eine frühzeitigere Erkennung der Krankheit heutzutage deutlich besser.

Diagnose

Um eventuelle Folgeschäden der Endometriose abzuwenden oder abzumildern, ist eine frühzeitige Diagnostik der Erkrankung enorm wichtig. Denn je länger man an der Endometriose erkrankt ist, desto schwieriger kann sich die Heilung gestalten. Dies gilt besonders für die Fälle, bei denen die Endometriose die Eierstöcke betrifft und eine Unfruchtbarkeit mit sich bringen kann. Die Wahrscheinlichkeit dafür steigt mit zunehmender Dauer der fehlenden Diagnose und damit der fehlenden Behandlung. Daher ist es wichtig, Symptome, wenn sie auch noch so unauffällig und unwichtig erscheinen, ernst zu nehmen und sie dem behandelnden Gynäkologen mitzuteilen.

In den meisten Fällen wird eine Endometriose im Alter zwischen 25 und 35 Jahren diagnostiziert. Diese Altersspanne hängt damit zusammen, dass Mädchen vor der ersten Regelblutung und Frauen nach den Wechseljahren äußerst selten an einer Endometriose erkranken. Obwohl bekannt ist, dass die Endometriose meistens in jungen Jahren beginnt, bleibt die Erkrankung trotzdem häufig eine lange Zeit unentdeckt. Das hat zur Folge, dass vom Auftreten der ersten Beschwerden bis zum Tag der Diagnosestellung durchschnittlich 6 Jahre vergehen. Studien belegen, dass besonders bei jungen Frauen, die an der Krankheit leiden, die Diagnose sehr spät gestellt wird, obwohl sie in dieser Zeit häufig mehrere Ärzte aufsuchen.

Der Grund für diesen langen Leidensweg ist vielfältig und auf verschiedene Umstände zurückzuführen. Einer der Hauptgründe jedoch ist sicherlich, dass nicht nur die betroffenen Frauen, sondern häufig auch die behandelnden Ärzte die auftretenden Symptome häufig als ganz normale Regelschmerzen interpretieren. Ein weiterer Grund neben dem Falsch-Deuten der Symptome ist, dass durch die Einnahme von hormonhaltigen Verhütungsmitteln wie zum Beispiel der Pille oder einer Hormonspirale, die Symptome gelindert werden. Dies führt dazu, dass diese Frauen mehrere Jahre lang die Erkrankung nicht richtig wahrnehmen können.

Hinzu kommt, dass es als relativ schwierig gilt, eine Endometriose zuverlässig zu diagnostizieren. Während bei anderen Erkrankungen meistens verschiedene Diagnostikverfahren zur Verfügung stehen, sind die Möglichkeiten bei der Endometriose sehr eingeschränkt.

Wenn der Verdacht auf eine Endometriose besteht, wird der behandelnde Arzt zunächst ein ausführliches Gespräch (Anamnese) führen, bevor er weitere körperliche und gynäkologische Untersuchungen vornimmt. In vielen Fällen lässt sich bereits anhand des Beschwerdebildes eine Endometriose vermuten.

Nach der Anamnese folgt häufig ein Abtasten des Bauchraumes und eine gynäkologische Untersuchung. Hierbei überprüft der Arzt, ob über die Scheide und über den Darm Knoten oder Schmerzpunkte tastbar sind.

Mit einer Blutuntersuchung wird nach bestimmten Markern für die Endometriose und das Vorhandensein von Antikörpern gegen Endometriose gefahndet, denn sie können wichtige Hinweise auf die Erkrankung sein. So ist mittlerweile bekannt, dass Endometriose-Patientinnen höhere Werte von Zytokinen wie beispielsweise den CCR-1-Chemokinrezeptoren aufweisen.

Mit einer anschließenden Ultraschalluntersuchung kann der Verdacht auf Endometriose weiter erhärtet werden, wenn beispielsweise Zysten an den Eierstöcken festgestellt werden. Das Vorhandensein von Endometrioseherden kann durch Ultraschalluntersuchungen in der Regel nicht festgestellt werden.

Ein wichtiger Hinweis auf Endometriose kann auch vorliegen, wenn sich in der Vagina kleine Endometriose-Knötchen erkennen lassen. Dies ist allerdings immer davon abhängig, wo die Endometrioseherde lokalisiert sind.

Diese diversen Untersuchungen können zwar wichtige Indikatoren für eine Endometriose sein, eine sichere Diagnose lassen sie aber fast nie zu. So ist derzeit eine exakte Diagnose der Endometriose nur mithilfe einer Bauchspiegelung möglich. Diese Methode wird auch als Laparaskopie bezeichnet und besteht aus einem kleinen Schnitt am Bauchnabel, der unter Vollnarkose erfolgt.

Während dieser Untersuchung kann der Gynäkologe mit einer kleinen Videokamera in den Bauch hineinsehen und Endometrioseherde als kleine bräunliche Punkte auf dem Gewebe erkennen. Für eine sichere Diagnose ist es dennoch wichtig, eine Gewebeprobe zu entnehmen und diese anschließend feingeweblich zu untersuchen. Diese ermöglicht auch die Einschätzung, in welchem Stadium sich die Endometriose befindet.

Für Diagnostikzwecke überprüft der Chirurg zunächst, ob im Bauchraum Endometrioseherde vorhanden sind. Falls der Befund positiv ausfällt, werden die Herde während der Bauchspiegelung sofort entfernt. Auch bei Verwachsungen nutzt man die Gelegenheit und löst diese sofort während des Eingriffs. Somit kann die Bauchspiegelung, die zunächst nur als Diagnostikmethode angedacht war, gleichzeitig als Therapie-Möglichkeit genutzt werden.

In einigen wenigen Fällen kann eine Endometriose über weniger aufwändigere Diagnoseverfahren festgestellt werden. Dies ist dann der Fall, wenn die Endometriose in der Scheide oder am Muttermund sichtbar ist und eine Diagnostik durch eine direkte Gewebeprobe aus diesen Regionen erfolgen kann.

Da bei den meisten Patientinnen die Endometriose jedoch auf den Bauchraum beschränkt ist, ist diese einfachere Diagnosemöglichkeit nur in vergleichsweise seltenen Fällen möglich. Trotzdem kann eine vaginale

Biopsie möglicherweise zukünftig eine wichtige Rolle in der Diagnostik der Endometriose spielen, sodass immer öfter auf Bauchspiegelungen verzichtet werden könnte. Diese vaginale Biopsie ist deutlich schmerzreduzierter und weniger aufwändig, wie seinerzeit in einem Bericht des Fachmagazins ‚Human Reproduction' nachzulesen war.

Hier wurde eine neuartige Diagnostikmethode vorgestellt, die zukünftig in die gynäkologischen Praxen einziehen könnte. Bei der Entwicklung dieser neuen vaginalen Biopsie-Methode machten sich Forscherteams der Universität Sydney und Leuven die Tatsache zunutze, dass Frauen mit einer Endometriose in der Schleimhaut, die sich innerhalb der Gebärmutter befindet, bestimmte Nervenfasern aufweisen.

Diese Nervenfasern, die bei gesunden Frauen kaum vorhanden sind, lassen sich durch eine einfache Gewebeprobe der Gebärmutterschleimhaut nachweisen, was letztendlich eine Diagnose der Endometriose ermöglichen soll. Bisher gehen die Studien davon aus, dass dieses Diagnostikverfahren vergleichsweise zuverlässige Aussagen ermöglicht wie eine Bauchspiegelung.

Wenn sich schließlich eine Endometriose bewahrheiten sollte, wird der Gynäkologe die verfügbaren Therapiemöglichkeiten mit der Patientin besprechen. Je nachdem, ob während der Bauchspiegelung bereits alle Endometrioseherde entfernt werden konnten und ob alle Organe unbeschädigt erhalten wurden, wird sich möglicherweise eine medikamentöse Nachbehandlung an die Operation anschließen.

Die Diagnose – und was jetzt?

Fast jeder, der von seinem Arzt eine zunächst niederschmetternd klingende Nachricht erhält, wird sich auch niedergeschmettert fühlen. Man ist wie vor den Kopf geschlagen, versteht womöglich gar nicht, wovon der Arzt eigentlich spricht und ahnt die Ausmaße seiner Erkrankung nicht mal ansatzweise. Wie auch, wenn man bis zum heutigen Tag noch nie etwas von Endometriose gehört hat und sich diesen Namen ja schon kaum merken kann?

Dabei bedeutet die Diagnose für viele Betroffene Fluch und Segen zugleich. Als Segen wird sie empfunden, weil man endlich weiß, woran man erkrankt ist und Hoffnung schöpfen kann, dass es gesundheitlich wieder bergauf geht. Denn wer eine jahrelange Odyssee hinter sich gebracht hat, während der die Krankheit nicht erkannt wurde und nun die Diagnose ‚Endometriose' erhalten hat, ist einerseits froh, endlich eine Erklärung für seinen desolaten Gesundheitszustand erhalten zu haben.

Denn nun weiß man, dass man sich all die Symptome nicht nur eingebildet hat. Und endlich kann man gezielt etwas dagegen unternehmen.

Aber dennoch kann die Diagnose auch ein Fluch sein, wenn man erkennt, dass man eine chronische Krankheit hat, deren Verlauf nicht absehbar ist. Bei der man auch langfristig damit rechnen muss, dass es zu immer wiederkehrenden Beschwerden und Menstruationsschmerzen kommt. Und ganz besonders wird die Endometriose als Fluch empfunden, wenn man einen Kinderwunsch hat und dieser nun in Gefahr gerät.

Nach der anfänglichen Freude über die Diagnose kehrt häufig schnell der Alltag wieder ein. Dies sind Tage, an denen die Symptome Überhand nehmen und die Krankheit zu einer großen Belastung führt. Und je mehr man sich über die Endometriose informiert, desto mehr Angst kann dann noch hinzukommen. Man möchte irgendwo aufgefangen werden, sich austauschen können, seine vielen Fragen beantwortet haben, und so viele Dinge kreisen im Kopf herum, die so manches Mal verzweifeln lassen.

Um es auf den Punkt zu bringen: Man fühlt sich mit der Diagnose Endometriose schnell überfordert und ziemlich allein gelassen in der Welt, in der nur Gesundheit, Fitness, Leistung und Schönheit zählen. In einer Welt, in der man von Problemen am liebsten gar nichts hören möchte.

Und nach der möglichen anfänglichen Freude über die Diagnose erkennt man recht schnell, dass man nicht innerhalb weniger Tage wieder gesund wird, und möglicherweise viele Jahre lang bis zum Eintritt in die Wechseljahre mit Beschwerden rechnen muss.

Diese Situation wird von dem Unbehagen begleitet, dass man sich mit dieser mysteriösen Erkrankung ziemlich allein gelassen fühlt. Denn viele Ärzte sind über die Endometriose nur unzureichend informiert, sodass sie ihre Patienten nur wenig unterstützen können.

Aber sobald der Moment gekommen ist, in dem man realisiert hat, dass man sich mit der Krankheit aktiv auseinander setzen und seine Lebensqualität dadurch möglicherweise verbessern kann, entstehen täglich neue Fragen wie beispielsweise:

- Wie wird die Endometriose mein Leben verändern?

- Kann ich Sport treiben?

- Ist trotz der Endometriose eine Schwangerschaft möglich?

- Wie können sich durch eine Therapie die bisherigen Symptome verbessern?

- Vertrage ich die verordneten Medikamente und welche Nebenwirkungen können auftreten?

- Wie wird mein Umfeld mit der Erkrankung umgehen – meine Familie, Arbeitskollegen und Freunde?

- Wie wird sich die Erkrankung zukünftig entwickeln?

Damit man nicht allein mit all seinen Fragen steht, ist es für viele Patienten sehr hilfreich, sich von außen unterstützen zu lassen. Da dies von dem behandelnden Arzt mangels Zeit in der Regel nicht geleistet werden kann, indem unterstützende, einfühlsame und Trost spendende Gespräche stattfinden, ist in vielen Fällen Hilfe von außen erforderlich. Dies kann in Form von einer Selbsthilfegruppe sein oder auch durch psychotherapeutische Gespräche geschehen.

Der behandelnde Gynäkologe wird sich erfahrungsgemäß eher auf die medizinischen Grundlagen der Erkrankung beschränken und der Patientin in erster Linie die Aspekte der Behandlung vermitteln. Leider wird immer wieder von Betroffenen berichtet, mit welcher Gleichgültigkeit und Kaltherzigkeit viele Gynäkologen den Endometriose-Patientinnen begegnen. Denn wie feinfühlig mutet es an, wenn man direkt nach der Diagnosestellung mit Dingen konfrontiert wird, die die ganze geplante Zukunft auf den Kopf stellt? Wie fühlt sich das an, wenn man als Patientin im Alter von 30 Jahren erfährt, dass man eine schwere Endometriose hat und der Kinderwunsch sich damit erledigt haben soll?

Oder wie soll man damit umgehen, wenn man in jungen Jahren in künstliche Wechseljahre geschickt wird, obwohl diese laut Geburtsjahr eigentlich noch in weiter Ferne liegen sollten? Und leider kommt es auch immer wieder vor, dass in Erstgesprächen von Entfernungen der Gebärmutter oder Eierstöcke und einer Totaloperation die Rede ist.

Es zeigt sich leider viel zu oft, dass zum Leidwesen der Patientinnen in vielen Praxen die menschliche Betreuung zu wünschen übrig lässt.

Über kurz oder lang erkennt man schließlich, dass man sich selbst um die Krankheit oder vielmehr den Gesundungsprozess kümmern muss. Denn irgendwann erkennen viele Patientinnen, dass in den Praxen menschliche Umgangsformen vergeblich gesucht werden. Und dass hier nicht vorgesehen ist, seine Ängste und Nöte mit dem Arzt zu besprechen. Als Konsequenz hieraus ist die Eigenverantwortlichkeit bei der Endometriose schließlich eine wichtige Voraussetzung, um mit der Diagnose angstfrei und ohne Verzweiflung zu recht zu kommen.

Im Laufe der Zeit wird man schließlich zum Experten in der eigenen Sache. Durch Beschaffung von vielen Informationen, Austausch mit anderen Betroffenen und das genaue Beobachten des eigenen Körpers kann man viel dazu beitragen, die Krankheit besser zu verstehen und Bewältigungsstrategien wie beispielsweise Stressreduzierung zu entwickeln.

Behandlung mit Hormonpräparaten

Die Möglichkeiten der Endometriose-Behandlung sind vielfältig und man sollte sich vor einer Entscheidung mit den verschiedenen Behandlungsoptionen auseinandersetzen. Wichtig ist dabei immer, dass das Therapiekonzept auf die individuellen Bedürfnisse abgestimmt wird.

Endometriose ist eine hormonabhängige Krankheit, die in erster Linie auf das Vorhandensein von Östrogenen angewiesen ist. Denn für ihr Wachstum benötigen die Schleimhautinseln Östrogene. Diese werden bei Frauen im gebärfähigen Alter bis hin zu den Wechseljahren hauptsächlich von den Eierstöcken produziert.

Auf dieser Grundlage setzen die medikamentösen Behandlungen daran an, regulierend in den Hormonhaushalt einzugreifen und somit das weitere Wachstum und die Entstehung neuer Endometrioseherde zu verhindern. Dabei geht es in erster Linie darum, den Östrogenspiegel zu senken. Für Hormontherapien stehen verschiedene Präparate zur Verfügung, wie die Antibabypille, Antiöstrogene, Antigestagene, reine Gestagenpräparate und GnRH-Analoga.

Eine Hormonbehandlung wird häufig als alleinige Therapiemaßnahme eingesetzt, aber auch im Anschluss an eine Operation, um deren Erfolg zu unterstützen und ein erneutes Auftreten von Endometrioseherden zu verhindern.

Welche Methoden bzw. welche Hormonpräparate letztendlich gewählt werden, ist weitestgehend davon abhängig, welcher Befund zugrunde liegt und ob die Patientin in absehbarer Zeit schwanger werden möchte oder nicht. Auch die Frage, ob die Familienplanung überhaupt noch ansteht, kann bei der Entscheidungsfindung eine wesentliche Rolle spielen. Denn in vielen Fällen greifen die Hormontabletten so intensiv in den Hormonhaushalt ein, dass eine Schwangerschaft zumindest vorübergehend ausgeschlossen wäre. Je nach Lebensplanung kann diese Situation ein ziemliches Dilemma für die betroffenen Frauen bedeuten. So sollte abhängig von der Ausprägung der Endometriose abgewogen werden, ob eine Hormonbehandlung tatsächlich Priorität haben sollte.

Wenn zur Behandlung Hormone eingesetzt werden, die keine Monatsblutung mehr zulassen und quasi künstliche Wechseljahre erzeugt werden, sollte eine derartige Medikamenteneinnahme nicht länger als 6 Monate erfolgen.

So erfolgreich die medikamentösen Behandlungen kurzfristig auch sein mögen, eine Heilung ist durch diese nicht möglich. Daher können die Beschwerden während der Hormoneinnahme zwar verschwinden, aber nach dem Absetzen der Medikamente können sie immer wieder aufflackern. Erst mit dem Eintritt der Wechseljahre beruhigt sich bei den meisten Patientinnen die Endometriose dauerhaft.

Antibabypille

Wer in naher Zukunft kein Kind bekommen möchte, ist in der Regel mit der Antibabypille gut bedient. Durch die Mischung aus Östrogenen und Gestagenen bildet sich die Gebärmutterschleimhaut zurück, was eine Abheilung der Endometriose begünstigt. Es kommt zu einer verminderten Regelblutung, was automatisch zu reduzierten Menstruationsschmerzen führt.

Wenn man die Monatsblutung gänzlich ausschalten möchte, ist es möglich, die Pille durchgehend einzunehmen. Damit verringert man die endometriosebedingten Beschwerden nicht nur, sondern es kommt meistens zu einer Rückbildung der Endometrioseherde.

Da dieser Schritt jedoch einen gravierenden Eingriff in den gesamten Hormonhaushalt bedeutet, sollte er mit dem behandelnden Therapeuten eingehend besprochen und abgewogen werden.

Die Antibabypille gilt derzeit nicht als eine offiziell anerkannte Behandlungsmethode der Endometriose mit der Folge, dass die Kosten durch die Krankenkassen in der Regel nicht übernommen werden.

Gestagene und natürliches Progesteron

Neben Kombinationspräparaten aus Östrogenen und Gestagenen können auch reine Gestagene bei der Endometriosebehandlung eingesetzt werden, wenngleich die Rückbildung der Endometrioseherde geringer ist als bei den GnRH-Agonisten.

Doch was genau sind eigentlich Gestagene? Beschäftigt man sich eingehender mit diesem Thema, stellt man schnell fest, dass eigentlich nur eines klar ist: Sie sorgen häufig für Verwirrung, weil sie mit unterschiedlichen Namen wie Gelbkörper-Hormone, Schwangerschaftshormone, Progesteron, Progestagene, Progestine und Corpus-Luteum-Hormone bezeichnet werden. Die Verwirrung wird schließlich dadurch unterstützt, dass bei der Bezeichnung ‚Gestagene' kein Unterschied gemacht wird, ob es sich um natürliches Progesteron oder synthetische Hormone handelt.

Progesteron ist ein wichtiges Hormon, das diverse Aufgaben im weiblichen Organismus übernimmt. So wird es beispielsweise nach dem Eisprung von den Eierstöcken produziert, um eine Schwangerschaft zu unterstützen. Aber Progesteron ist auch ein wichtiger Gegenspieler des Östrogens und in der Lage, dieses in Schach zu halten, damit dieses nicht Überhand im Hormonhaushalt nehmen kann.

Um einen ausgeglichenen Hormonhaushalt zu erreichen, ist es erforderlich, dass Östrogen und Progesteron in einem bestimmten Verhältnis zueinander vorhanden sind. Da bei vielen Endometriose-Patientinnen eine Übermacht des Östrogens festgestellt wird und die Endometrioseherde bekanntermaßen östrogenabhängig reagieren, kann die Gabe von Progesteron also als ein wichtiger Gegenspieler positiv auf den Krankheitsverlauf einwirken.

In der Praxis ist allerdings weniger von Progesteron die Rede als vielmehr von Gestagenen. Mit dieser Bezeichnung sind meistens die künstlich hergestellten Hormone gemeint, die in verschiedener Darreichungsform bei Wechseljahresbeschwerden oder als Verhütungsmittel eingesetzt werden.

Im Allgemeinen können Gestagenpräparate zur Behandlung bei allen Endometriose-Stadien über einen langen Zeitraum hinweg eingenommen werden. Wenn der Körper längerfristig Gestagene erhält, wird eine Rückbildung der Endometrioseherde erreicht. Zwar gehen damit auch diverse Symptome zurück, aber man könnte fast sagen: Es kommen neue hinzu. Denn häufig treten durch den veränderten Hormonhaushalt Zwischen- und Schmierblutungen auf, sowie Schlaflosigkeit, Depresionen, fettige Haut, Akne, Migräne, ein Spannungsgefühl in der Brust und Stimmungsschwankungen.

Bei einigen Frauen kommt es außerdem zu einer unerwünschten Gewichtszunahme.

Auch das Risiko, schwere Erkrankungen wie einen Schlaganfall, Herz-Kreislauf-Erkrankungen oder Krebs zu bekommen, nimmt mit der Einnahme von synthetischen Gestagenen bedenklich zu. In Studien wurde festgestellt, dass mitunter die schwerwiegenden Risiken, die aufgrund einer Gestageneinnahme bestehen, deren Nutzen sogar übersteigen können. Wie man heute weiß, entstehen diese Nebenwirkungen aufgrund der nicht identischen Struktur der synthetischen Gestagene und des natürlichen Progesterons. Denn künstlich hergestelltes Gestagen ist dem körpereigenen Progesteron zwar sehr ähnlich, aber in der molekularen Struktur nicht identisch. Und dies ist ein ganz wichtiger Unterschied, der leider vielfach nicht berücksichtigt wird.

Daher gehen auf dieser Grundlage immer mehr Ärzte dazu über, alternative Präparate zu verwenden, die möglichst aus natürlichem

Progesteron bestehen. Zwar werden derartige Präparate auch künstlich hergestellt, aber deren Inhaltsstoffe verfügen über dieselbe chemische Struktur wie das körpereigene Progesteron. Und dementsprechend kann es vom Körper ganz anders verwertet werden.

Das natürliche Progesteron wird aus pflanzlichen Bestandteilen gewonnen, indem so genannte Saponine genutzt werden. Zu den am häufigsten verwendeten Saponinen gehört das Diosgenin, das beispielsweise aus der wilden Yamswurzel hergestellt wird.

Mittlerweile hat sich die Verwendung von Progesteron-Cremes als sehr effektiv erwiesen, weil deren leichte Dosierbarkeit ideal an die individuellen Bedürfnisse angepasst werden kann. Aber auch die leichte Aufnahme des Progesterons über die Haut wird als wichtiger Pluspunkt dieser Präparate gesehen. Das aufgenommene Progesteron wird in den Fettzellen gespeichert und gelangt von dort aus in regelmäßigen Abständen in den Blutstrom. Über diesen Mechanismus ist im Vergleich zu einer oralen Einnahme eine wesentlich niedrigere Dosierung erforderlich.

Die verwendete Creme sollte ca. 1,6% natürliches Progesteron enthalten und kein Kombinationspräparat sein, das beispielsweise mit Östrogen angereichert ist. Neben Cremes gibt es auch natürliches Progesteron in Form von Tabletten, Zäpfchen und Injektionen. Die Anwendung erfolgt in der Regel zweimal täglich vom 10. bis zum 28. Zyklustag und sollte mit dem behandelnden Arzt unbedingt abgeklärt werden.

Natürliches Progesteron verursacht im Gegensatz zu synthetisch hergestellten Präparaten keine Nebenwirkungen, wenn die zugeführte Dosierung der Menge entspricht, die der Körper selbst herstellen würde. Wenn es doch zu leichten Unpässlichkeiten kommen sollte, klingen diese meistens bereits nach wenigen Wochen wieder ab.

GnRH-Analoga

Wenn eine komplette Unterdrückung der Eierstockfunktion erforderlich ist, kommt es zum Einsatz von künstlich hergestellten Hormonen, den GnRH-Analoga. Eine derartige Therapie setzt an der Hirnanhangdrüse an, die die Regulationsstelle der Hormonproduktion bildet. Sie trägt dazu bei, dass durch die Ausschüttung der Hormone LH und FSH Eizellen in den Eierstöcken heranreifen können. Während dem Heranreifen der Eizellen kommt es zur Östrogenproduktion in den Eierstöcken, was jedoch durch die Blockierung der Ausschüttung von LH- und FSH-Hormonen in der Hirnanhangdrüse unterbunden wird.

Infolgedessen werden die versprengten Schleimhautherde nicht mehr mit Östrogen versorgt, sodass diese eintrocknen, und auch keine Neubildungen möglich sind.

Wenn die Hormonproduktion der Eierstöcke abnimmt oder ganz gestoppt wird, bleibt die Regelblutung nach den ersten 4 Wochen der Einnahme aus und der Körper wird in einen Zustand von künstlich erzeugten Wechseljahren versetzt.

So vielversprechend diese Behandlung auch klingt – ganz ohne Nebenwirkungen geht sie meistens nicht vonstatten. Durch die GnRH-Analoga kommt es zu einem vorübergehenden Zustand wie in den Wechseljahren, der damit verbunden ist, dass auch wechseljahrestypische Beschwerden in Form von Schwindelanfällen, Schweißausbrüchen, Stimmungsschwankungen, Depressionen, Hitzewallungen, Schlafstörungen, trockener Scheide und leichten Bauchschmerzen auftreten können. Außerdem kann es zu einer Verringerung der Knochendichte kommen, wenn man das Medikament über einen zu langen Zeitraum anwendet. Langfristig besteht dann die Gefahr, dass sich eine Osteoporose entwickelt. Inwieweit diese Nebenwirkungen überhaupt auftreten, ist sehr unterschiedlich.

Aufgrund der unerwünschten mitunter sehr belastenden Nebenwirkungen nehmen die meisten Patientinnen zusätzlich zu den GnRH-Analoga Medikamente („add back") ein, die niedrig dosierte Hormone wie Östrogen und Gestagen enthalten. Diese Medikamente verringern die Nebenwirkungen und senken die Gefahr einer Osteoporose nachhaltig.

GnRH-Analoga sollten möglichst nicht länger als 6 Monate eingenommen werden. Dann sollte die Behandlung erfolgreich abgeschlossen oder durch eine andere ersetzt werden.

Blieb bis zu diesem Zeitpunkt der Kinderwunsch versagt, kann nach dieser Behandlung häufig eine Schwangerschaft eintreten.

Sind durch die Endometriose jedoch die Eierstöcke stark beeinträchtigt, so ist eine alleinige Behandlung mit GnRH-Analoga in der Regel nicht ausreichend. In diesen Fällen kann eine Operation notwendig werden, deren Verlauf wiederum durch die GnRH-Analoga vereinfacht werden kann. Denn durch diese Medikamente ist es möglich, die Endometrioseherde zu verkleinern, was den Erfolg einer Operation deutlich erleichtert.

Operation

Wenn eine Endometriose besonders stark ausgeprägt ist, schwerwiegende Verwachsungen vorhanden sind, und die Endometrioseherde große Flächen einnehmen, führt oftmals kein Weg an einer Operation vorbei. Sie kommt meistens dann in Betracht, wenn alle anderen möglichen Behandlungsmethoden nicht gegriffen haben und auch zukünftig ohne eine Operation kein Erfolg in Sicht ist.

War bis vor einigen Jahren eine Operation in vielen Fällen eine der häufigsten Therapiemaßnahmen, die bei einer Endometriose erfolgte, so hat sich der Umgang mit der Erkrankung mittlerweile deutlich verändert, indem auch der Umfang der Operationen zurückhaltender geworden ist.

Denn insbesondere, wenn die Familienplanung noch nicht abgeschlossen ist, geht es um den Erhalt der erforderlichen Fortpflanzungsorgane wie den Eileitern, Eierstöcken und der Gebärmutter. Wenn die Operation erfolgreich verläuft, kommt es in vielen Fällen zu einer schnellen Schwangerschaft. Dabei kann auch die Entfernung von minimalen Endometrioseherden zu diesem Erfolg verhelfen.

Eine Operation gilt heute bei den Behandlungsoptionen nicht mehr als die erste Wahl, sondern häufig als der letzte Ausweg. Denn mittlerweile weiß man, dass auch eine Operation keine Garantie dafür ist, dass sich keine erneuten Endometrioseherde mehr bilden. Immerhin kehrt in bis zu 50% der Fälle die Endometriose zurück. So empfehlen Ärzte bei einigen Patientinnen eine Kombination aus einer Operation und einer zusätzlichen Hormontherapie, um das Wiederauftreten zumindest zu verzögern.

Grundsätzlich dient eine Operation dazu, alle erreichbaren Endometrioseherde zu entfernen beziehungsweise zu zerstören. Je nach

Lokalisation der Herde kann es vorkommen, dass nicht alle vorhandenen Herde entfernt werden können. Für die Herdbeseitigung kommen verschiedene Methoden in Betracht wie eine Laser- oder Strombehandlung und eine Wärmeeinwirkung. Allerdings erfordern die verschiedenen Erscheinungsformen und Lokalisationen der Endometriose unterschiedliche Operationsverfahren.

Meistens besteht die Operation aus einer Bauchspiegelung, wobei es in einigen Fällen erforderlich sein kann, einen aufwändigeren Bauchschnitt vorzunehmen. Die Bauchspiegelung wird auch als Laparaskopie bezeichnet und besteht aus einem oder zwei kleinen Schnitten am Bauchnabel, die unter Vollnarkose erfolgen. Während dieser Untersuchung kann der Gynäkologe mit einer kleinen Videokamera in den Bauch hineinsehen und Gewebeproben von verdächtigen Stellen entnehmen, die für eine sichere Diagnose wichtig sind. Denn eine zuverlässige Diagnose ist nur möglich anhand von Gewebeproben und einer anschließenden feingeweblichen Untersuchung.

Bereits ohne die Ergebnisse der Gewebeprobe kann der Chirurg aufgrund der optischen Gegebenheiten der Endometrioseherde wichtige Rückschlüsse ziehen und möglicherweise feststellen, ob es sich um frische oder ältere Herde handelt.

Für eine bessere Sicht des Chirurgen wird bei der Bauchspiegelung das Bauchgewölbe mithilfe von CO2-Gas aufgeblasen. Über einen Monitor kann man dann in Echtzeit den gesamten Operationsbereich überblicken und die erforderlichen Maßnahmen ergreifen.

Während der Operation werden die erkennbaren Endometrioseherde verödet, Verwachsungen gelöst und Zysten ausgeschält. Mit etwas Glück kann man eine Zyste ohne Operation beseitigen, indem der Gynäkologe eine Punktion der Zyste vornimmt. Dieses Verfahren ist risikoärmer und weniger belastend für die Patientin. Dennoch – unangenehm ist es trotzdem.

Als besondere Herausforderungen an den Chirurgen stellen sich immer wieder Verwachsungen im Bauchraum dar. Diese entstehen im Zusammenhang mit der Endometriose und können zu weitreichenden Komplikationen führen. Ob Verwachsungen vorliegen, wird häufig im Zusammenhang mit anderen Operationen überprüft, beziehungsweise handelt es sich häufig um Zufallsbefunde. So werden Verwachsungen im

Bauchraum beispielsweise zufällig während einer Blinddarmoperation festgestellt und im Rahmen dieser Operation in der Regel auch beseitigt.

Aber auch während einer zu Diagnostikzwecken durchgeführten Bauchspiegelung werden oftmals Verwachsungen entdeckt und nach Möglichkeit aufgelöst. Dies gilt auch für Verwachsungen der Eileiter, die während der Bauchspiegelung häufig auf ihre Durchlässigkeit hin untersucht werden.

Egal, welcher der jeweiligen Eingriffe in Betracht kommt, es ist immer wichtig, dass das umliegende Gewebe und die betroffenen Organe geschont und nicht beschädigt werden beziehungsweise erhalten bleiben. Allerdings kann es in schwerwiegenden Einzelfällen notwendig sein, die Eierstöcke, Eileiter, Gebärmutter und möglicherweise sogar Bereiche des Darms zu entfernen, um die Herde der Endometriose vollständig zu entfernen. Meistens will man mit diesem radikalen Eingriff erreichen, dass der Körper keine weiblichen Hormone mehr produziert, die im Zusammenhang mit der Entstehung der Endometriose stehen.

Eine derart umfangreiche Operation ist quasi die letzte Option, um eine schwerwiegende Endometriose zu behandeln. Sie erfolgt heutzutage nur noch sehr selten und meistens bei älteren Frauen. Wenn die Patientin keinen Kinderwunsch mehr hegt, kann die Entscheidung für einen derartigen Eingriff leichter fallen, als wenn sie noch schwanger werden möchte.

Egal, wie umfangreich und organschonend eine Operation auch erfolgen soll - eine Operation ist niemals komplett ohne irgendwelche Risiken möglich. Somit sollte deren Durchführung immer gründlich überlegt werden. Bei der Endometriose erfolgt sie in der Regel dann, wenn eine andere Behandlungsart nicht möglich oder nicht wirksam genug ist, die Lebensqualität der Patientin stark eingeschränkt ist oder ein unerfüllter Kinderwunsch vorliegt.

Mögliche Risiken durch eine Operation sind vielfältig und beinhalten nicht nur eventuelle Organschädigungen, Unverträglichkeiten der Narkosemittel und eine Narbenbildung mit anschließenden Verwachsungen, sondern es besteht schließlich auch eine bis zu 50%-ige Wahrscheinlichkeit, dass nach einer erfolgten Operation erneute Endometrioseherde entstehen.

Auch wenn man seinem behandelnden Arzt gegenüber großes Vertrauen in seine Fähigkeiten hegt, sollte man sich trotzdem darüber bewusst sein, dass durch eine Operation auch unerwünschte Schädigungen von Organen sowie Nervenverletzungen auftreten können. Dies kann durch Instrumente erfolgen, die während der Operation eingesetzt werden. Es kann aber auch zu Blutungen, Nachblutungen, Wundheilungsstörungen sowie schwerwiegenden Komplikationen wie einem Darmverschluss oder einer Bauchfellentzündung kommen.

Langfristig können sich insbesondere im Bereich der Operationsnarben Verwachsungen entwickeln. Häufig stehen die auftretenden Komplikationen im Zusammenhang mit der Ausdehnung und Lokalisation der Endometrioseherde.

Trotz all dieser Risiken sollten Sie aber einem Eingriff nicht mit zu viel Angst gegenüberstehen. Meistens verlaufen die Operationen ohne diese unerwünschten ‚Nebenwirkungen' – aber bewusst machen sollte man sich diese Optionen trotzdem, sodass man sich nicht leichtfertig ‚unter jedes Messer' legt.

Um den Operationsverlauf günstig zu beeinflussen, kann man einige Präparate verwenden, die sich bisher sehr bewährt haben. So ist es nach der Operation hilfreich, durch die Einnahme von Enzymen die Wundheilung zu beschleunigen und Verwachsungen vorzubeugen. Für eine schnellere Wundheilung und ein Stillen der Blutungen sind häufig auch homöopathische Arnika-Globuli C30 hilfreich. Wenn tiefere Schnitte erfolgten, sollen Staphisagria-Globuli C30 während der ersten 5 Tage nach der Operation gute Dienste leisten.

Um eine erneute Bildung von Endometrioseherden zu verhindern, erfolgt im Anschluss an eine Operation häufig eine medikamentöse Nachbehandlung von bis zu 6 Monaten. Hierfür stehen mehrere Optionen zur Verfügung wie beispielsweise eine Depot-Spritze oder Tabletten, mit denen die Eierstockfunktion und damit die Hormonproduktion blockiert wird.

Behandlung mit Naturheilkunde

Eine Endometriosebehandlung besteht in ganzheitlich ausgerichteten Praxen in der Regel aus mehreren Bausteinen. Dabei werden neben den eventuell notwendigen operativen Eingriffen und hormonellen Therapien verschiedene naturheilkundliche Maßnahmen ergriffen, um die Beschwerden zu lindern und die Heilung zu unterstützen.

Grundsätzlich nimmt die Nachfrage nach naturheilkundlichen Behandlungsmöglichkeiten in Deutschland stetig zu. Besonders Patienten, die von einer langwierigen oder sogar chronischen Erkrankung wie der Endometriose betroffen sind, suchen nach sinnvollen Alternativen, um den vielfachen Nebenwirkungen chemisch hergestellter Medikamente aus dem Wege zu gehen oder diese zumindest zu lindern.

Und natürlich spielt dabei auch immer die Hoffnung mit, dass man mit komplementärmedizinischen Verfahren die Ursache der Erkrankungen erreichen kann und nicht nur die sonst übliche Symptombekämpfung betreibt. Das Interesse an ganzheitlichen Therapien nimmt insbesondere dann zu, wenn man mit konventionellen Behandlungen nicht den gewünschten Erfolg erzielt.

Aber auch der Wunsch, der Erkrankung nicht als passiver Patient ausgeliefert zu sein, ist für manchen Betroffenen eine wichtige Motivation, sich in Eigenregie um Behandlungsalternativen zu bemühen.

Denn wer sich für eine naturheilkundliche Behandlung entscheidet, ist positiv motiviert, sich für seinen Gesundungsprozess aktiv einzusetzen. Und für den Therapeuten kann der Patient ein wertvoller Co-Therapeut werden, indem er ganz aktiv in den Heilungsprozess einbezogen wird. Diese Möglichkeiten bieten klassische schulmedizinische Verfahren, bei denen es um die reine Verabreichung von chemischen Substanzen geht, in der Regel nicht.

Obwohl die Mehrzahl der Menschen in Deutschland Therapien aus der Naturheilkunde bevorzugt und beispielsweise lieber pflanzliche oder homöopathische Präparate einnehmen möchte als mit Nebenwirkungen verbundene chemische Produkte, ist die Naturheilkunde immer wieder Konfrontationen ausgesetzt. Insbesondere das häufige Fehlen von so genannten Doppelblindstudien, wie sie in der Schulmedizin praktiziert werden, wird von ihren Gegnern gerne als ausschlaggebendes Argument herangezogen. So weisen sie immer wieder darauf hin, dass die jeweiligen Methoden wissenschaftlich nicht anerkannt seien.

Dabei sind es oft Jahrhunderte oder sogar Jahrtausende alte Erfahrungen, auf denen viele der in der Naturheilkunde verwendeten Therapien und Präparate basieren. Deswegen werden Teilbereiche der Naturheilkunde auch als Erfahrungsmedizin bezeichnet. Das Fehlen der oben erwähnten Studien liegt in vielen Fällen nicht an der fehlenden Wirksamkeit der jeweiligen Methoden und Präparate, sondern oftmals an den geringen finanziellen Mitteln, die den Herstellern zur Verfügung stehen. Im Unterschied zur klassischen Pharmaindustrie lassen sich die meisten in der Naturheilkunde verwendeten Mittel nämlich nicht patentieren. Dies jedoch ist für die großen Pharmahersteller oft die wichtigste Voraussetzung, um wirtschaftlich interessante Präparate zu produzieren.

Wie Erfahrungen immer wieder zeigen, kann die Naturheilkunde gerade bei chronischen Erkrankungen oft sehr beeindruckende und erstaunliche Erfolge erreichen, die zu einer deutlichen Verbesserung der Lebensqualität der Betroffenen führen. Für Schulmediziner sind dies dann oft unerklärliche Vorkommnisse, weil ja nach ihrem Verständnis die eine oder andere chronische Erkrankung nicht heilbar oder linderbar ist.

Und auch wenn Therapien und Präparate aus dem naturheilkundlichen Bereich von den Patienten großteils selbst finanziert werden müssen, so kann dies mit einer verbesserten Gesundheit belohnt werden. Ziel aller naturheilkundlichen Methoden ist es letztendlich immer, den Organismus bei seiner Eigenregulation zu unterstützen und die Selbstheilungskräfte zu stimulieren.

In der Naturheilkunde ist es oftmals erforderlich, dass man die Behandlungskonzepte auf mehrere Säulen aufbaut. Die jeweiligen Maßnahmen wirken dabei gemeinsam oder können sich gegenseitig ergänzen. Auch als Therapiebegleitung der schulmedizinischen Maßnahmen bietet sich das eine oder andere Verfahren an. Patienten mit Endometriose ist dies meistens bekannt, denn viele von ihnen verwenden alternative Heilmittel als Ergänzung zu verschreibungspflichtigen Präparaten.

Eine ganzheitlich ausgerichtete Therapie besteht allerdings nicht nur aus der Verabreichung verschiedener Präparate, sondern auch aus einer umfangreichen Ernährungsumstellung, Stressreduzierung und dem

Einbeziehen des Menschen auf all seinen Ebenen, nämlich von Körper, Geist und Seele.

Wenn Sie zur Behandlung der Endometriose alternative Behandlungsverfahren in Erwägung ziehen, sprechen Sie dies unbedingt mit Ihrem behandelnden Arzt ab. Ideal wäre es, wenn er sich dieser Thematik gegenüber offen zeigt und noch idealer wäre es natürlich, wenn er sich gut mit diesen naturheilkundlichen Möglichkeiten auskennen würde.

Bedenken Sie aber immer, dass auch diese Verfahren durchaus Nebenwirkungen mit sich bringen können oder unerwünschte Wechselwirkungen mit anderen Präparaten möglich sind. Außerdem gibt es leider auch immer wieder Therapieverfahren, die von zweifelhaftem Nutzen sind und nicht nur viel Geld kosten können, sondern auch gefährlich sind.

Abgesehen von diesen Überlegungen sind naturheilkundliche Behandlungsverfahren in vielen Fällen aber sehr willkommene Möglichkeiten, um eine Erkrankung noch besser in den Griff zu bekommen. Und wenn es durch den gleichzeitigen Einsatz von naturheilkundlichen Methoden und synthetischen Hormonen zu einer dauerhaften Verbesserung der Symptome kommt, ist in vielen Fällen eine langsame Reduzierung der verordneten synthetischen Hormone denkbar. Diese Reduzierung sollte durch eine kontinuierliche schleichende Verminderung der Dosierung erfolgen, wobei diese vom behandelnden Arzt begleitet werden muss.

Grundsätzlich sollten derartige Maßnahmen immer durch den behandelnden Gynäkologen begleitet werden. Derzeit ist allerdings die Situation noch sehr unbefriedigend, weil sich die meisten dieser Therapeuten mit dem Thema Naturheilkunde nicht auseinandersetzen und in der Regel immer auf ihre wissenschaftlich begründeten Behandlungskonzepte verweisen. Manchmal kann es daher tatsächlich sinnvoll sein, einen längeren Anfahrtsweg in Kauf zu nehmen, wenn man sich bei einem weiter entfernt ansässigen Therapeuten besser aufgehoben fühlt.

Trotz vieler bekannter Erfolge basierend auf Naturheilkunde sollten an die naturheilkundlichen Methoden nicht zu große Hoffnungen geknüpft werden nach dem Motto ‚damit wird die Endometriose geheilt'. Eine Garantie hierfür kann Ihnen auch der beste naturheilkundlich ausgerichtete Therapeut nicht geben. Die gängige Lehrmeinung geht derzeit davon aus, dass die Naturheilkunde Hormonbehandlungen und eventuelle operative Eingriffe nicht ersetzen kann. In den meisten Fällen führt sie jedoch zu einer erheblichen Verbesserung der Lebensqualität, weil die Symptome deutlich gelindert werden können.

Bedenken Sie auch, dass die naturheilkundlichen Maßnahmen eine gewisse Zeit benötigen, um ihre volle Wirkung zu entfalten. So ist es oftmals erforderlich, zumindest 2 Zyklen abzuwarten, um eine Wirksamkeit eines Präparates beurteilen zu können.

Die in diesem Kapitel vorgestellten Möglichkeiten aus der Naturheilkunde decken bei weitem nicht das ganze Spektrum der komplementärmedizinischen Methoden ab. Sicher gibt es darüber hinaus auch noch weitere sinnvolle Behandlungsmöglichkeiten.

Zusammenfassend kann zum Wohle der Patienten nur dafür plädiert werden, eine Kombination von herkömmlichen schulmedizinischen Therapiekonzepten in Einklang mit naturheilkundlichen Möglichkeiten anzustreben. Insbesondere die alleinige Verabreichung von synthetischen Hormonen darf nicht die einzige Antwort auf diese Erkrankungen sein.

Phytotherapie

Die Verwendung von pflanzlichen Produkten zu medizinischen Zwecken wird auch als Phytotherapie bezeichnet und zählt zu den ältesten der Menschheit. Verschiedene Formen der Volksmedizin basieren auf den Erfahrungen dieser Kräuterheilkunde wie u. a. die Traditionelle Chinesische Medizin (TCM), die ayurvedische Medizin und die Klosterheilkunde.

Hinter der Bezeichnung ‚sekundäre Pflanzenstoffe' verbergen sich mehr als 30.000 unterschiedliche pflanzliche Substanzen. Diese werden hauptsächlich von Pflanzen gebildet und nehmen ein breites Spektrum von Funktionen wahr. So dienen sie als Schutz- und Abwehrstoffe, als Pflanzenhormone oder Farb-, Lock- und Duftstoffe.

Vielfach ist die Tatsache nicht bekannt, dass auch viele Präparate der klassischen Pharmaindustrie auf der Nutzung von Pflanzen basieren.

Dabei verwenden die Hersteller als Produktionsbasis ganze Bestandteile oder Auszüge für die Entwicklung ihrer Medikamente.

Oftmals dienen die pflanzlichen Bestandteile auch als Basis, um gleichwertige Wirkstoffe auf synthetischem Wege herzustellen. Der Vorteil dieser Methode wird damit erklärt, dass sich durch die synthetische Herstellung genaue Dosierungen festlegen lassen, während es bei natürlich vorkommenden Wirkstoffen immer zu Schwankungen kommt. Nachvollziehbar sind aber auch Erklärungen, die davon ausgehen, dass durch die synthetische Herstellung in Verbindung mit patentierbaren Präparaten die Wirtschaftlichkeit eine wichtige Rolle für die Hersteller spielen könnte.

Häufig wird angenommen, dass pflanzliche Mittel ohne jegliche Nebenwirkungen angewendet werden können und sich in jedem Fall zur zeitlich unbefristeten Selbstmedikation eignen. Leider können jedoch auch Phytotherapeutika zu unerwünschten Nebenwirkungen führen, wenn auch in der Regel in deutlich abgeschwächter Form im Vergleich zu synthetischen Medikamenten. Dies gilt beispielsweise dann, wenn diese zu leichtfertig verwendet werden oder Wechselwirkungen mit anderen Medikamenten auftreten. Daher ist eine Rücksprache mit dem behandelnden Arzt auch bei der Einnahme von frei verkäuflichen pflanzlichen Präparaten immer anzuraten.

Die Eigenschaften der Phytotherapeutika sind äußerst vielseitig, sodass man auch bei der Endometriose nicht ein ganz spezielles Präparat für alle Patientinnen gleich gut empfehlen kann. Für die Auswahl der Präparate muss die Gesamtsituation der Patientin berücksichtigt werden. Dabei sollte man hinterfragen, welches Ziel mit der Therapie erreicht werden soll. Ist es beispielsweise wichtig, die Hormonbildung zu regulieren, die Verdauung zu unterstützen, einen Kinderwunsch zu erfüllen, Schmerzen zu lindern oder die Abwehrkräfte zu stärken?

In der Literatur werden diverse pflanzliche Substanzen diskutiert, die sich positiv auf die Endometriose auswirken, indem sie zur Schmerzlinderung führen oder hormonregulierend agieren.

Zur Schmerzregulierung eignen sich beispielsweise Melisse und Gänsefingerkraut. Da letzteres eine blutstillende Wirkung hat, eignet es sich besonders gut bei starken Regelblutungen.

Um den Hormonhaushalt zu regulieren, werden Schafgarbe (Millefolii herba) und Himbeerblätter eingesetzt. Letztere sind außerdem in der Lage, Verkrampfungen zu lösen und die Gebärmutterschleimhaut zu stärken.

Frauenmantel ist ein altbekanntes pflanzliches Mittel, das sich seit jeher zur Behandlung von Frauenkrankheiten bewährt hat und nicht nur für seine krampflösenden Eigenschaften bekannt ist, sondern auch als stoffwechsel- und menstruationsregulierend. Da der Frauenmantel (Alchemilla vulg.) gestagenähnlich wirkt, ist er sehr hilfreich zur Regulation der Menstruation, als auch zur Symptomlinderung bei der Endometriose. So ist bekannt, dass bei vielen Patientinnen in den Endometriosestadien 1 und 2 die Beschwerden durch Frauenmantel gelindert werden können.

Sehr oft kommt es bei der Endometriosebehandlung auch zum Einsatz von Mönchspfeffer, der auch als Agnus castus oder Keuschlamm bekannt ist und in Tropfen- oder Tablettenform oder als Teesorte angeboten wird. Mönchspfeffer enthält Phytohormone und kann somit den Hormonhaushalt günstig beeinflussen. Dies gilt insbesondere dann, wenn eine unzureichende Produktion des Gelbkörperhormons vorliegt. Mönchspfeffer erinnert nicht nur durch sein Aussehen an Pfefferkörner, sondern auch durch seinen scharfen Geschmack. Somit ist es auch möglich, ihn zu zermahlen und als Gewürz zu verwenden. Hier sollte die maximale tägliche Menge von 30 mg jedoch nicht überschritten werden.

Ergänzend können die Verdauungs- und Entgiftungsorgane mit diversen Pflanzenextrakten angeregt werden. Hier eignen sich insbesondere Schafgarbe, Kamille und Pfefferminz für den Darm, Goldrute für die Nieren und Mariendistel und Löwenzahn für die Leber. Denn wie bereits an anderer Stelle beschrieben, kommt es bei vielen Endometriose-Patientinnen zu einer gestörten Funktion der Verdauungsorgane. Sollte Übelkeit auftreten, kann diese mit Ingwertee gelindert werden. Hierfür legt man eine etwa 1 cm dicke Ingwerscheibe in heißes Wasser und trinkt dieses nach etwa 10 Minuten Einwirkzeit als Tee.

Als weitere Pflanzen werden der Schachtelhalm, die Ringelblume (Calendula) und die Mistel eingesetzt. Die Mistel ist aufgrund ihrer krampflösenden, aber auch wachstumshemmenden Fähigkeiten eine interessante Pflanze, um die Endometriosebehandlung zu unterstützen. Bei der Ringelblume wirken sich östrogenartige Substanzen hormonregulierend aus. Des Weiteren können Pflanzen wie die

Zaubernuss (Hamamelis) und Xanthoxylon (Zahnwehbaum) eingesetzt werden, um eine bessere Beckendurchblutung zu erreichen.

Viele Heilpflanzen eignen sich hervorragend, um sie in Form von Tees zuzubereiten. Die Tees sollten kurweise angewendet werden. Da manche dieser Pflanzen als Tee sehr streng schmecken können, wie beispielsweise der Mönchspfeffer, ist es oftmals hilfreich, verschiedene Pflanzen miteinander zu vermengen.

Homöopathie

Die Homöopathie ist bereits seit 200 Jahren bekannt und wurde von dem Arzt Samuel Hahnemann (1756–1843) entwickelt. Heutzutage gehört sie zu den bekanntesten Verfahren der Naturheilkunde. Da sie nur äußerst selten zu unerwünschten Nebenwirkungen führt und der Körper nicht belastet wird, ist die Homöopathie eine so beliebte Behandlungsmethode.

Die Homöopathie wird bei der Endometriose häufig als flankierende Maßnahme eingesetzt. Hierfür werden vom Therapeuten individuell angezeigte homöopathisch wirkende Substanzen herausgearbeitet. Diese sollen die Selbstregulation des gesamten Organismus anregen. Denn bei der Behandlung der Endometriose geht es darum, durch homöopathische Substanzen den Stoffwechsel und die natürlichen Selbstheilungskräfte zu aktivieren, um letztendlich das Fortschreiten der Erkrankung zu verhindern und die Symptome zu reduzieren.

Zur Behandlung der Endometriose eignen sich verschiedene homöopathische Präparate. Um die Schmerzen vor oder während der Periode zu lindern, wird häufig Lachesis eingesetzt. Wenn sich die Schmerzen im unteren Rücken, auf der linken Bauchseite bemerkbar machen, kann Calcium gute Dienste leisten. Des Weiteren werden häufig Natrium muriaticum, Thuja, Sepia, Silicea und Colocynthis verwendet.

Welche homöopathischen Mittel eingesetzt werden, legt der homöopathisch arbeitende Therapeut fest. Dieser richtet sich nach den individuellen Gegebenheiten der Patientin und betrachtet sie in ihrer Gesamtheit. Dabei berücksichtigt er alle vorliegenden Erkrankungen sowie die gesamte Anamnese und Biographie der Patientin.

Die Homöopathie handelt nach der Ähnlichkeitsregel (Similia similibus curentur), die besagt, dass die verabreichten Substanzen zu ähnlichen Symptomen führen, wie sie für eine bestimmte Krankheit typisch sind. Oder anders ausgedrückt: Ähnliches werde durch Ähnliches geheilt.

Die durch die Homöopathie übermittelten Heilinformationen sind zwar chemisch nicht mehr messbar, aber durch physikalische Schwingungsmuster erzeugen sie ihre Wirkung. So sollte ihre Verwendung nicht bedenkenlos in Eigenregie erfolgen und als harmlos betrachtet werden.

Von Kritikern wird immer wieder der angebliche Placebo-Effekt der Homoöpathie thematisiert, auf den die Wirkung der homöopathischen Substanzen zurückzuführen sei. Da die Homöopathie allerdings sehr erfolgreich auch bei Tieren und kleinen Kindern eingesetzt werden kann, dürfte dies Beweis genug dafür sein, dass es sich bei der Homöopathie nicht um eine Placebo-Wirkung handeln kann.

Einen nahezu wissenschaftlichen Beweis für die Wirksamkeit von homöopathischen Mitteln lieferte unlängst ein aktueller Nobelpreisträger. Denn im Juli 2010 veröffentlichte der französische Virologe und Nobelpreisträger Luc Montagnier seine Entdeckung, dass Wasser über eine Art Gedächtnis verfüge und auch nach vielfachen Verdünnungen dieses immer noch vorhanden sei. Diese Erkenntnis galt bisweilen immer als eine Vorstellung von esoterisch ausgerichteten Menschen. Durch die Entdeckung von Luc Montagnier gewinnt diese Erkenntnis nun ganz andere Dimensionen und unterstützt zweifelsohne die Denkweise der Homöopathie.

Im Übrigen gilt die Homöopathie in vielen anderen Ländern als höchst wirksam. So bildet die Homöopathie in Brasilien immerhin eine eigenständige medizinische Fachrichtung und ca. 15.000 homöopathisch approbierte Fachärzte sind in Brasilien tätig.

Anthroposophische Medizin

Mitunter zeigen Therapieansätze auf anthroposophischer Grundlage bei Endometriose gute Erfolge.

Der Begründer der Anthroposophischen Heilkunde, Rudolf Steiner, verstand seine Ausrichtung als eine Erweiterung der konventionellen Medizin.

Bei der Anthroposophischen Medizin steht die Aktivierung der Selbstheilungskräfte des Organismus im Mittelpunkt. Ziel ist es, diese zu stimulieren und zu unterstützen, indem Körper, Geist und Seele gleichermaßen in das Behandlungskonzept einbezogen werden, um eine Harmonisierung des Organismus zu erreichen. Krankheiten werden hier als eine Äußerung der Seele und des Geistes gesehen.

Wichtige Bestandteile der Anthroposophischen Medizin sind physikalische und künstlerische Therapien. Aber auch die Gesprächstherapie, Heileurythmie und rhythmische Massagen sind wichtige Bausteine. Es gibt eigens hergestellte anthroposophische Arzneimittel, von denen viele auf homöopathischer Basis verabreicht werden.

Die Anthroposophische Medizin baut ihre Theorie auf der Lehre von den vier Ebenen der Wirklichkeit auf. Diese vier Ebenen sind der physische, der ätherische und der astralische Leib, sowie das Ich.

Eine Krankheit entwickelt sich nach Ansicht der Anthroposophischen Medizin aus einer gestörten Wechselwirkung dieser vier Ebenen untereinander. Eine Therapie auf anthroposophischer Grundlage zielt also immer darauf ab, die gesunde Wechselwirkung der vier Ebenen wieder herzustellen. Dies geschieht sowohl durch homöopathische Arzneimittel, als auch mit Hilfe von nicht auf Medikamenten basierenden Therapien wie Heileurythmie, rhythmische Massagen und die anthroposophische Kunsttherapie.

Die auf der Basis der Anthroposophischen Medizin hergestellten Medikamente sollen dementsprechend nicht nur auf der physischen Ebene ihre Wirksamkeit entfalten, sondern auch in den geistigen und seelischen Bereichen.

Je nach Beschwerdebild können bei der Endometriose Präparate wie Mistel, Helixor M Se 1 und Helleborusniger eingesetzt werden.

Traditionelle Chinesische Medizin (TCM)

Irrtümlicherweise gehen viele Menschen davon aus, dass die Traditionelle Chinesische Medizin (TCM) lediglich aus der Akupunktur besteht. Darüber hinaus gibt es aber noch einige weitere Bestandteile wie die Akupressur und die Kräutermedizin, die die TCM ausmachen. In China selbst sind es in erster Linie die Kräutertherapie und die Moxibustion, die von vielen Therapeuten angewendet werden.

Bei der Behandlung der Endometriose bewirken die Verfahren der Traditionellen Chinesischen Medizin (TCM) oft erstaunliche Erfolge. Die TCM-Therapeuten gehen davon aus, dass die Endometriose aufgrund einer Qi-Stagnation entsteht, die mit Schleim, Feuchtigkeit und feuchter Wärme einhergeht. Entweder sind einige Organe in ihrer Leistung erschöpft oder nicht stark genug. Durch eine Kombination von Akupunktur und Kräutermedizin kann die Qi-Stagnation aufgehoben werden.

Da die TCM sehr komplex ist und eines umfangreichen Erfahrungsschatzes bedarf, um erfolgreiche Behandlungsergebnisse zu erreichen, sollte man sich an einen auf dieses Thema spezialisierten Therapeuten wenden.

Akupunktur

Mit Akupunktur kann nach heutigem Ermessen die Endometriose zwar nicht geheilt werden, aber sie kann in bestimmten Fällen eine sinnvolle begleitende Maßnahme sein. So kann sie beispielsweise eingesetzt werden, um die Selbstheilungskräfte zu stimulieren und Schmerzen zu lindern.

Die Akupunktur ist ein Therapieverfahren, das seit über 2.000 Jahren in der TCM angewendet wird. Mittlerweile schätzen auch viele naturheilkundlich orientierte Therapeuten die Akupunktur bei einer Vielzahl von Erkrankungen.

Die Akupunktur geht davon aus, dass Meridiane die Kanäle im Körper sind, durch die die Lebensenergie Qi fließt. Jeder Meridian ist mit einer Organgruppe oder einem einzelnen Organ verbunden, sodass über die Stimulierung des Meridians die verschiedenen Körperregionen erreicht werden können. Sie ist eine Reiz- bzw. Regulationstherapie, die anhand von 15 bis 20 Akupunkturnadeln durchgeführt wird. Es sollten immer so wenige Nadeln wie möglich gesetzt werden, aber in Einzelfällen kann eine höhere Anzahl erforderlich sein. Die Nadeln werden je nach Beschwerdebild an den entsprechenden Meridianen leicht in die Haut gepiekst. Somit werden die jeweiligen Organe in ihrer Aktivität angeregt und die Selbstheilungskräfte aktiviert.

Eine Akupunkturtherapie besteht insgesamt aus 10 bis 15 Sitzungen. Jede Anwendung dauert etwa 30 Minuten und wird meistens in bequemer Liegeposition durchgeführt.

Bei der Ohrakupunktur findet die Anwendung im Sitzen statt, indem nur Akupunkturpunkte am Ohr behandelt werden. Diese Art der Akupunktur wurde von dem französischen Arzt Dr. Nogier entwickelt, als er feststellte, dass sich in den Ohren Reflexzonen befinden, die den gesamten Körper erreichen. Die moderne Medizin hat die klassische Akupunktur in einigen Punkten weiterentwickelt. So werden anhand von Laser- oder Elektroakpunkturanwendungen die Meridiane nicht durch Nadeln aktiviert, sondern durch Elektro- bzw. Laserenergie.

Die Akupunktur kann sehr vielfältig eingesetzt werden. Bei der Endometriose kann sie einerseits zur Schmerzlinderung beitragen, andererseits aber auch in Kombination mit chinesischen Kräutern als heilungsfördernd wirken.

Akupunktmassage

So wie die Akupunktur, so basiert auch die Akupunktmassage auf der Grundlage der TCM. Während bei der Akupunktur mit Nadeln gearbeitet wird, kommt bei der Massage ein Metallstab zum Einsatz, mit dem an den Meridianen entlang gestrichen wird. Hierdurch sollen Blockaden der Meridiane gelöst werden, sodass der Energiekreislauf und die Selbstheilungskräfte aktiviert werden.

Akupressur

Auch die Akupressur ist eine Heilmethode der TCM. Anstatt mit Akupunkturnadeln werden die Meridiane durch eine punktuelle Druckmassage der Fingerkuppen aktiviert.

Da sie also ohne Geräte oder andere Hilfsmittel angewendet werden kann, ist sie in einigen Fällen eine ideale Methode für eine Selbstanwendung, indem mit kreisenden Bewegungen der jeweilige Punkt kräftig gedrückt wird.

Mit dieser einfachen Methode kann man auch bei plötzlich auftretenden Beschwerden sofort für eine Linderung sorgen. Voraussetzung ist, dass man die jeweils wichtigen Akupressurpunkte kennt. Ist man z. B. von plötzlicher Müdigkeit betroffen, kann es hilfreich sein, beide Ohrläppchen mit den Daumen und Zeigefingern zu massieren und anschließend ein paar Mal an den Ohrläppchen zu ziehen.

Da es über 400 Akupressur- bzw. Akupunkturpunkte gibt, ist es unerlässlich, sich anhand entsprechender Literatur zu informieren. Trotz der Möglichkeit, Akupressur in Eigenregie anzuwenden, sollten Sie immer Rücksprache mit Ihrem Arzt halten.

In den vergangenen Jahren wurde die Akupressur in einigen Punkten verändert oder vereinfacht. So haben die inzwischen bekannten Methoden Klopf-Akupressur und Thought Field Therapy ihre Basis in der klassischen Akupressur.

Auch in Form einer Massage kann die Akupressur angewendet werden. Diese erfolgt entlang des Rückens, um schmerzhafte Bauchkrämpfe zu lindern. In vielen Fällen lassen die Schmerzen bereits innerhalb der ersten 5 Minuten der Akupressur-Massage nach. Die Schmerzlinderung hält anschließend zwischen 3 und 6 Stunden lang an.

Ayurveda

Ayurvedisch behandelnde Therapeuten gehen davon aus, dass die Endometriose aufgrund eines Vata-Ungleichgewichtes entsteht. Um diese Disharmonie zu beseitigen, empfehlen sie ein Behandlungskonzept, das aus mehreren Bausteinen besteht.

Neben einem geregelten Tagesablauf ist es wichtig, den Alltagsstress zu reduzieren, sich mehr Ruhe- und Schlafphasen (von 22.00 Uhr bis 06.00 Uhr) zu gönnen und für eine ausgewogene ayurvedische Ernährung zu sorgen. Neben dem Verzicht auf raffinierten Zucker ist es wichtig, warme gekochte Speisen und gesunde Öle zu verzehren. Die Mahlzeiten sollten einen süßlichen Charakter haben, aber dennoch keinen raffinierten Zucker enthalten. Außerdem sollte auf Fleisch, Käse, Alkohol und Koffein verzichtet werden.

Ein regelmäßiges Entgiftungsprogramm soll schließlich dafür sorgen, dass der Körper von schädlichen Substanzen befreit wird. Hierfür ist in der ayurvedischen Behandlung das intensive tägliche Trinken von gekochtem Wasser eine wichtige Grundlage.

Während der ersten drei Menstruationstage wird der Verzicht auf körperliche Aktivitäten empfohlen.

Aromatherapie

Wer kennt es nicht: Man fühlt sich automatisch wohler in einem duftigen Raum als in einem Zimmer mit abgestandener und womöglich verrauchter Luft. Mit angenehmen Düften lässt sich das Lebensgefühl ganz erheblich steigern und die Lust am Arbeiten nimmt zu, wenn es der Nase gut gefällt. Und dafür bieten sich viele verschiedene Möglichkeiten: Ob mit der Duftkerze, einer Aromaöllampe, mit Duftbäumchen oder mit Parfüm. Düfte beleben Geist und Körper und wirken unmittelbar auf unser Gefühl.

Die Anwendungen von ätherischen Ölen für das Wohlbefinden und die gesundheitliche Unterstützung sind keine neuen Erkenntnisse unserer Zeit, sondern schon die Ägypter haben ätherische Öle für gesundheitliche Zwecke eingesetzt. Die heute als Aromatherapie bekannte Behandlungsmethode wurde in den 1920-er Jahren von dem französischen Chemiker Dr. Rene Gattefosse entdeckt.

Dabei war es ein Zufall, dass er sich mit ätherischen Ölen beschäftigte. Durch einen Laborunfall verbrannte er sich mehrere Hautpartien, die er anschließend intuitiv mehrfach mit Lavendelöl einrieb. Die Heilung vollzog sich so überraschend schnell, dass er sich fortan mit den Wirkstoffen von ätherischen Ölen auseinander setzte. Dabei widmete er sich besonders der Bergamotte-Essenz mit ihren antiseptischen Eigenschaften. Heute verwenden die professionellen Aromatherapie-Experten ungefähr 80 verschiedene ätherische Öle. Zu den bekanntesten gehören Eukalyptus, Rosmarin, Lavendel, Zitrone, Thymian, Pfefferminz und Teebaumöl. Ätherische Öle sind Pflanzenextrakte, die einen sehr intensiven Geruch haben und leicht verdampfen.

Die Aromatherapie ist mittlerweile Bestandteil der Pflanzenheilkunde und wird von einigen ganzheitlich arbeitenden Therapeuten bei verschiedensten Befindlichkeitsstörungen eingesetzt. In Deutschland darf nur derjenige Aromatherapien durchführen, der die Erlaubnis zur Ausübung eines Heilberufes besitzt wie Ärzte und Heilpraktiker. Wenn die ätherischen Öle in Arzneimitteln enthalten sind, unterliegen sie dem Arzneimittelrecht, ansonsten sind sie frei verkäuflich und rein rechtlich für jedermann anwendbar. Eine Medikation gehört dennoch in die Hände von erfahrenen Therapeuten.

Meistens dient die Aromatherapie der Unterstützung anderer Therapieverfahren und wird nur in Einzelfällen als eigenständige Behandlung eingesetzt.

Die positiven Effekte von Düften haben vor einigen Jahren auch Verkaufsexperten für sich entdeckt, indem sie ganz unbemerkt Duftzerstäuber in Verkaufsräumen aufstellten, um dem nichtsahnenden Kunden die Kauflaune zu verbessern.

Dabei geht es gar nicht nur um die bessere Laune und das gesteigerte Wohlfühlen – Düfte können viel mehr, besonders wenn es um ätherische Öle geht. Diese können bekanntermaßen unterstützend bei unterschiedlichsten Befindlichkeitsstörungen wirken.

Wählen Sie Ihren Duft je nach Stimmungslage aus. So ist es hilfreich, eine kleine Auswahl griffbereit zu Hause vorrätig zu haben wie z. B. Südfrüchte oder Lavendel, Orchidee, Vanille oder Rosenholz. Als besonders anregend und stimmungsaufhellend gelten Orange, Zitrone und Bergamotte. Beruhigend und entspannend wirken Rose und Lavendel.

Als krampflösend auf die Muskulatur und auf das Gewebe sowie als heilungsfördernd auf die Endometriose wirken Düfte von Rosen, Lavendel, Jasmin, Kamille und Neroliduft, der an weiche Orangenblüten erinnert. Außerdem wird häufig Thymian verwendet, weil dieser nicht nur beruhigend auf das Zentralnervensystem einwirkt, sondern auch über antivirale und antibakterielle Eigenschaften verfügt.

Wenn Sie kein Duftöl zur Hand haben, hellen Sie Ihre Stimmung einfach mit Ihrem Lieblingsparfüm auf oder schneiden Sie Ihre duftende Lieblingsrose aus dem Garten ab und stellen Sie sie in eine Vase in Ihrem Wohnzimmer.

Eine preisgünstige, aber sehr effektive Methode zur Raumbeduftung ist das Beträufeln von kleinen Gips- oder Keramikplättchen. In Bastelgeschäften kann man diese Plättchen preisgünstig erwerben und unter verschiedenen Motiven auswählen. Die unterschiedlichen Motive sind hilfreich, um die verschiedenen Duftsorten auseinander zu halten. So können Sie das Mondplättchen beispielsweise mit Lavendel beträufeln, den Stern mit Rosmarin und so weiter.

Auch kleine Figuren aus Terracotta lassen sich mit den Ölen gut beträufeln und geben die Düfte gleichmäßig an die Raumluft ab.

Geben Sie Ihren Lieblingsduft in eine Duftlampe oder als Badezusatz in Ihr Entspannungsbad. Wenn Sie die Düfte abends anwenden möchten, achten Sie darauf, dass sie nicht die anregenden Varianten wählen, da Sie sonst möglicherweise Einschlafprobleme bekommen können. Sie können die Aromaöle auch als Massageöle anwenden. Dabei wird das ätherische Öl im Verhältnis 1 Tropfen pro 2 ml Basisöl vermischt.

Wer es etwas technischer und professioneller mag, kann sich eine Raumbeduftungsanlage anschaffen, mit der das Duftöl per Zerstäuber an die Raumluft abgegeben wird.

Ätherische Öle können bei Allergikern zu unerwünschten Reaktionen führen. Hier ist eine Abstimmung mit dem Therapeuten ganz wichtig. Außerdem sollte jeder darauf achten, direkten Augenkontakt mit den ätherischen Ölen zu vermeiden. Besonders Pfefferminz- und Eukalyptusöle können die Schleimhäute und somit auch die Augen sehr reizen.

Es gibt Aromaöle natürlichen Ursprungs, aber nicht zuletzt aufgrund der stetig größer werdenden Nachfrage werden immer mehr synthetisch oder halb-synthetisch hergestellt.

Achten Sie beim Kauf Ihrer Duftöle auf gute Qualität, sparen Sie nicht am Preis, und verzichten Sie möglichst auf chemische Wohndüfte.

Farbtherapie

Farben haben einen viel größeren Einfluss auf unser Seelenleben als es uns vielfach bewusst ist. Achten Sie mal darauf, welche Farben Ihre Lieblings-Kleidungsstücke haben. Hängen überwiegend schwarze, braune und dunkelgraue Pullover und Jacken in Ihrem Schrank?

Gerade an depressiven Tagen können genau diese Farben Ihre Seelenstimmung noch verschlimmern. Umgeben Sie sich stattdessen mit stimmungsaufhellenden Farben, die Ihnen Motivation und Kraft geben. Als die aktivierendste Farbe zählt Orange. Sie wird als Heilfarbe bei depressiven melancholischen Verstimmungen eingesetzt. In anderen Ländern werden die Häuser ganz bewusst mit vielen Farben ausgestattet. So bedeutet beispielsweise ein buntes Haus in Mexiko, dass der Besitzer voller Energie steckt. Umgekehrt können Farben auch ganz gezielt zur Entspannung eingesetzt werden.

Das heutige Interesse an der Farbtherapie ist besonders dem indischen Arzt Dinshah P. Ghadiali (1873 – 1966) und dem deutschen Heilpraktiker Heinz Schiegl zu verdanken. Während der Inder Ghadiali das erste Farblicht-Therapiesystem der Welt entwickelte, veröffentlichte Heinz Schiegl 1979 sein bekanntes Buch ‚Colortherapie'. Damit wurden die Grundsteine für das zunehmende Interesse am Farbeneinsatz für medizinische Zwecke in der heutigen Zeit gelegt.

Dabei gehört die Farbtherapie zu den ältesten bekannten Behandlungsmethoden, denn schon die Ägypter setzten Farben für die Steigerung des Wohlbefindens ein. Sie bauten so genannte Farbtempel, in denen sieben Räume in unterschiedlichen Farben ausgestattet waren. Je nachdem, welche Erkrankung geheilt werden sollte, wurden die Personen in den entsprechend farblich zugeordneten Tempelraum gebracht.

Die Wirkungsweise von Farben auf die menschliche Psyche und Organismus ist unbestritten, aber warum und wie sich Farben auf den menschlichen Organismus auswirken, wird seit einigen Jahren in Deutschland erforscht: ‚In der Filderklinik (Filderstadt) und anderen anthroposophischen Einrichtungen wird seit 2003 im Rahmen eines Forschungsprojekts die Wirkung von farbigem Licht auf Patienten mit verschiedenen Erkrankungen untersucht.' (Quelle: wikipedia).

In verschiedenen Farbspektren angewendet, kann Farblicht schnell zu einem spürbaren Energiespender werden. Je nachdem, welche Farbe eingesetzt wird, werden bestimmte Körpersysteme aktiviert.

Rot:
Rot ist die Farbe des Feuers, der Energie, Vitalität und Wärme. Mit rot kann die Durchblutung angeregt und damit das allgemeine Wohlbefinden und das Energieniveau gesteigert werden.

Grün:
Grünes Licht strahlt Erholung und Regeneration aus und gilt als die beruhigendste Farbe. Sie wird besonders bei ausgeprägten Stimmungsschwankungen eingesetzt.

Blau:
Als Farbe des Himmels und des Wassers gilt blau als die kühlste Farbe. Sie hilft bei Stressabbau, verlangsamt die menschlichen Funktionen und hilft damit sehr gut bei Ungeduld.

Gelb:
Gelb ist die Farbe der Sonne und genauso wie mit ihr lässt sich mit gelben Farben Trübsinn und Melancholie vertreiben. Gelb motiviert, stimmt fröhlich und steigert die positive Lebenseinstellung.

Neben diesen vier Grundfarben gibt es noch viele weitere Farben, die ebenfalls Wirkungen auf den menschlichen Organismus haben wie z. B. violett, helltürkis, orangerot und hellrosa. Dieses sind die so genannten Übergangsfarben. Sie sind mit ihren Anteilen an größeren Dunkelanteilen nicht so stark belastend für die Augen wie die kalten Farben.

Die Anwendung von Farben sollte unbedingt nur in Abhängigkeit vom persönlichen Empfinden des Anwenders und unter Berücksichtigung von eventuellen Kontraindikationen erfolgen. Um grundsätzlich Nebenwirkungen oder Verschlimmerungen zu vermeiden, empfehlen Farbexperten für den privaten Gebrauch, sich auf nur zwei Arten von Licht zu beschränken: Violett mit hohem Blauanteil für die Beruhigung und gelb bis orange zur Anregung. Zusätzlich kann noch neutrales

Tagesmischlicht für die normale oder winterliche Anwendung eingesetzt werden.

Hormon-Yoga

Das so genannte Hormon-Yoga ist ein Phänomen der jüngeren Zeit. Entwickelt wurde diese spezielle Art des Yoga von der Brasilianerin Dinah Rodrigues auf Grundlage des allgemeinen Yoga.

Die Übungen dieser Yoga-Richtung stammen aus verschiedenen Richtungen des Yoga. Alle haben sie aber gemeinsam, dass sie den Hormonspiegel harmonisieren und die Hormonproduktion anregen. Konzipiert ist das Hormon-Yoga vor allen Dingen für Frauen.

Bei dieser Yogaform werden gezielt Übungen ausgeführt, die das gesamte Hormonsystem beeinflussen. Lästige Symptome und Beschwerden verschwinden bei regelmäßiger Übung recht schnell und die verschiedenen Hormone werden ins Gleichgewicht gebracht.

Dieser Anspruch, den das Hormon-Yoga an sich stellt, klingt erst einmal weit hergeholt. Doch will man vielen Erfahrungsberichten Glauben schenken, dann lässt die Wirkung nicht lange auf sich warten.

Anders als viele andere Arten des Yoga ist das Hormon-Yoga eine dynamische Praxis. Ihre Wirksamkeit bezieht sie aus der Aktivierung des gesamten Körpers, der Massage der inneren Organe durch die gezielten Bewegungsabläufe und durch intensive Atemübungen. Mit der Kombination dieser Übungen soll eine Harmonisierung der Körperfunktionen und besonders des Hormonspiegels erreicht werden.

Neben allgemeinen Wirkungen auf den Körper, wie beispielsweise die Kräftigung der Muskulatur, die Verbesserung der Haltung und einer Lösung von Blockaden und Verspannungen, zielt Hormon-Yoga vor allem auf die Aktivierung der Hormonerzeugung, einen Ausgleich des Hormonspiegels und dadurch auf eine Verringerung von Hormonstörungen. Damit verbunden werden Beschwerden gemildert oder beseitigt, die aufgrund eines unausgewogenen Hormonspiegels entstanden sind.

Auf dieser Basis wird Hormon-Yoga vor allem Frauen ab 30 empfohlen. Daneben berichten Frauen mit Endometriose, Kinderwunsch und Wechseljahresbeschwerden über die wohltuende Wirkung von Hormon-Yoga. Beachten Sie aber unbedingt die Gegenindikationen für diese Art des Yoga, also diejenigen Voraussetzungen, die einer Ausführung von Hormon-Yoga entgegenstehen.

Da ein Großteil des Erfolges von Hormon-Yoga von der korrekten Ausführung und der intensiven und richtig ausgeführten Atmung abhängt, sollten Sie zumindest zu Beginn einen Kurs unter der Leitung einer geschulten Yoga-Lehrerin besuchen.

Balneotherapie

Bei der Balneotherapie handelt es sich um eine Behandlungsform, bei der Wasser, Heilwasser, Schlamm und Moor für Heilungszwecke eingesetzt werden. Die Anwendungen erfolgen je nach Indikation als Voll-, Sitz- oder Teilbäder sowie als Dampfbäder oder auch in Form von Inhalationen. Neben der Wirksamkeit der Wärme führen auch chemische und physikalische Eigenschaften der jeweiligen Heilmittel zu gesundheitlichen Verbesserungen.

Zur Behandlung der Endometriose haben sich Torfanwendungen als sehr hilfreich gezeigt. Bereits seit Ende des 18. Jahrhunderts kennt man diese Therapieform zur Behandlung von Menstruationsbeschwerden und Beckenentzündungen. Durch den Torf können Krämpfe gelöst und die Muskeltätigkeit der Eierstöcke verbessert werden.

Nach einer erfolgten Operation aufgrund der Endometriose kann eine Torfanwendung dazu beitragen, das entstandene Narbengewebe aufzulockern. Auch leichte Verklebungen sollen durch diese Therapieform aufgelöst werden können. Hierfür werden lokale Wärmebehandlungen in Form von vaginalen Moorapplikationen eingesetzt.

Zu dem Bereich der Balneotherapie gehören auch Fangopackungen. Diese eignen sich ebenfalls für lokale Anwendungen wie beispielsweise bei Unterleibsschmerzen. Die Fangopackungen eignen sich hervorragend für eine Anwendung zu Hause, indem man diese einfach im Backofen oder in einem Wasserbad erhitzt.

Shiatsu-Massage

Shiatsu gehört zu den fernöstlichen Heilmethoden, die seit einigen Jahren zunehmend von ganzheitlich arbeitenden Therapeuten eingesetzt wird. Diese Methode wird auch als manuelle ganzheitliche Körperarbeit bezeichnet und basiert auf der ganzheitlichen Betrachtung des Menschen. Ziel der Shiatsu-Anwendung ist es, den Energiefluss auf der Basis der Einheit von Körper-Seele-Geist zu harmonisieren und die Selbstheilungskräfte zu aktivieren.

Durch Druck auf die Meridiane, Gelenke und Muskeln sowie bestimmte Dehntechniken, sollen energetische Blockaden gelöst werden. Hierdurch werden der Energiefluss, das Nervensystem, der Hormonhaushalt und die Selbstheilungskräfte stimuliert, was zu einer Verbesserung der Verdauung, Atmung, des Schlafes und Blutkreislaufes führen soll.

Endometriose-Patienten profitieren von der Shiatsu-Anwendung, indem sich diese regulierend auf den Zyklus auswirkt und einen ausgeglichenen Hormonhaushalt fördert.

Im Allgemeinen wird Shiatsu häufig als Prophylaxe eingesetzt, kann aber auch zur Linderung von bestimmten akuten Schmerzzuständen beitragen. Hierbei ist es wichtig, zunächst die Ursache der Schmerzen abzuklären. Auch bei verschiedenen anderen Indikationen ist es wichtig, dass entsprechende therapeutische Abklärungen erfolgen, damit die angewandte Form des Shiatsu angepasst werden kann. Dies gilt beispielsweise bei Krampfadern, Schwangerschaft und psychischen Erkrankungen.

Osteopathie

Die Osteopathie geht davon aus, dass sich Gesundheit oder Krankheit in der Gesamtheit von Muskeln und Skelett widerspiegeln. Dem entsprechend sucht der behandelnde Therapeut nach möglichen Störungen in diesem System.

Eine osteopathische Behandlung ist eine ganzheitliche manuelle Therapie, bei der keine Präparate verordnet werden. Die Hände sind das einzige Instrument des Therapeuten und durch gezielte Handgriffe kann er Funktions- und Mobilitätsstörungen des Körpers aufdecken und entsprechend behandeln. Durch das Auflösen von Blockaden und Verspannungen soll der Körper wieder in sein Gleichgewicht zurückfinden. Durch die gezielte Einflussnahme auf die Gewebeverklebungen soll beispielsweise eine Reduzierung der Menstruationsschmerzen erreicht werden.

Osteopathische Techniken können die Endometriose zwar nicht heilen, aber sie können die Erkrankung auf verschiedene Art und Weise günstig beeinflussen und andere therapeutische Verfahren begleiten.

Cranio-Sacrale-Therapie

Die Cranio-Sacrale-Therapie basiert auf den Erkenntnissen der Osteopathie und ist ebenfalls eine ganzheitliche Ganzkörperbehandlung, die den Menschen als Ganzes betrachtet. Durch die gezielt angewendeten manuellen Techniken wird der Körper auf verschiedenen Ebenen revitalisiert und das Immun- und Nervensystem sowie der Bewegungsapparat werden gestärkt.

Die Handgriffe werden hauptsächlich im Bereich des Schädels und des Kreuzbeines angewendet. Ziel des Therapeuten ist es, mögliche Blockaden zu entdecken und diese zu beseitigen. Hierdurch soll der Energiefluss verbessert und die Selbstheilungskräfte angeregt werden.

Gute Erfolge sollen auch immer wieder bei der Linderung von Schmerzen, wie sie durch die Endometriose auftreten, erreicht werden.

Bachblüten

Bachblüten werden überwiegend begleitend zu anderen Behandlungsmaßnahmen verordnet. Hierbei geht es hauptsächlich darum, die Patientin psychisch zu stabilisieren, denn die Bachblüten haben einen positiven Einfluss auf die Psyche des Menschen.
Es gibt insgesamt 38 verschiedene Bachblüten, die jeweils individuell auf die jeweiligen Patientenbedürfnisse abgestimmt werden sollten. Die nachfolgenden Bachblüten werden in der Naturheilkunde unterstützend zur Behandlung von Endometriose eingesetzt:

Die Bachblüte Nr. 15 (Holly) ist hilfreich, wenn es zu Krämpfen kommt. Holly ist außerdem in der Lage, die Gefühlsebene aufzulockern und das Emotionale des Patienten zu fördern. Um die Energie im Unterleib zu aktivieren, setzen viele Therapeuten Olive (Nr. 23) ein. Sie soll dazu verhelfen, den Alltag wieder besser und mit mehr Freude zu bewältigen.

Je nach Verfassung der Patientin werden auch die Nr. 3 (Beech), Nr. 22 (Oak) und Nr. 4 (Centraury) als Unterstützung der Endometriose-Behandlung eingesetzt.

Schüsslersalze

Bei den Schüsslersalzen handelt es sich um eine Richtung der Alternativmedizin, die sich auf der Grundlage der Homöopathie entwickelt hat. Die Therapie mit Schüsslersalzen basiert auf der Annahme, dass Krankheiten durch Störungen im Mineralhaushalt der Zellen verursacht werden. Anders als bei der klassischen Homöopathie wird hier also ein biochemisches Ungleichgewicht als Ursache von Krankheiten angenommen. Auch diese Mineralstoffe werden dem Patienten in homöopathischer Dosierung und somit potenziert verabreicht.

Für eine Behandlung der Endometriose haben sich beispielsweise die Präparate Calcium Phosphoricum (Nr. 2) und Magnesium Phosphoricum (Nr. 7) bewährt. Magnesium wird häufig als die sogenannte Heiße 7 verwendet. Hierfür werden ca. 10 Tabletten in 1/8 Liter aufgekochtem Wasser aufgelöst und anschließend getrunken. Dies führt zu einer deutlichen Linderung von Schmerzen. Dieser Effekt kann durch das Auftragen von Salbe der Nr. 7 auf den schmerzenden Unterleib unterstützt werden.

Darüber hinaus kann das Salz der Schleimhäute Kalium Chloratum (Nr. 4) verwendet werden, um die Gebärmutterschleimhaut zu stabilisieren.

Zur Regulation des Säure-Basenhaushaltes eignen sich Nr. 9 (Natrium Phosphoricum) und Nr. 11 (Silicea). Denn wie Sie in dem Kapitel ‚Der Säure-Basenhaushalt als Basis für die Gesundheit' erfahren, liegt bei der Endometriose häufig ein gestörter Säurestoffwechsel zugrunde, dem man mit Mineralstoffen entgegenwirken sollte.

Neuraltherapie

Bei der Neuraltherapie geht es darum, über das vegetative Nervensystem vermittelte Störfelder aufzudecken und diese zu beseitigen. Häufig bestehen diese energetischen Störfelder aus Narben, die durch eine Injektion mit Lokalanästhetika entstört werden.

Durch diese Entstörung soll die Energie wieder fließen und die Selbstheilung in Gang gesetzt werden. Die Neuraltherapie wird bei zahlreichen Krankheiten eingesetzt und erfolgt oftmals in Kombination mit anderen naturheilkundlichen Verfahren.

Orthomolekulare Medizin

Die Orthomolekulare Medizin ist ein Therapiezweig, der seit den 1980-er Jahren in Deutschland existiert und bei unzähligen Erkrankungen zum Einsatz kommt. Dennoch gibt es immer noch viele Therapeuten und Patienten, die diesen Begriff noch nie gehört haben oder die den Wert dieser vielversprechenden Therapiemöglichkeiten noch nicht umfänglich zu schätzen wissen.

Viele Fachleute hingegen bewerten die orthomolekulare Medizin als eine der Therapien mit großer Zukunft und neuen Chancen gegen die meisten Zivilisationskrankheiten. Der Begriff ‚orthomolekular' bedeutet im übertragenen Sinn ‚die richtigen Nährstoffe, (orthos = richtig, molecula = Baustein von Substanzen).

Als der bekannteste Orthomolekular-Mediziner gilt der amerikanische zweifache Nobelpreisträger Prof. Linus Pauling. Als Biochemiker erklärte er vor fast 30 Jahren den Begriff der Orthomolekularen Medizin wie folgt: ‚Orthomolekulare Medizin ist die Erhaltung guter Gesundheit und Behandlung von Krankheiten durch Veränderung von Substanzen im menschlichen Körper, die normalerweise vorhanden und für die Gesundheit erforderlich sind: (Zeitschrift Science, 1986).

Er sorgte bereits in den 1970-er Jahren für Aufsehen, als er seine Entdeckungen von hochdosiertem Vitamin C bei Krebserkrankungen und Virusinfektionen machte.

Seit vielen Jahren wird heiß und innig darüber diskutiert, inwieweit es erforderlich ist, für die Gesunderhaltung oder zur Behandlung von Krankheiten eine optimale Nährstoffversorgung zu erreichen. Diese Diskussionen keimen seit Jahren immer wieder auf. Dennoch gibt es mittlerweile langjährige Erfahrungen, die die Effektivität vom Einsatz der Vitalstoffe belegen.

Vermutungen für die immer wiederkehrenden negativen Medienberichte über orthomolekulare Behandlungen gehen in die Richtung, dass die Pharmaindustrie möglicherweise aufgrund der Nichtpatentierbarkeit von Vitalstoffen kein Interesse an einer aufschlussreichen Aufklärungsarbeit haben könnte.

Wie dem auch sei, um gesund zu bleiben oder zu werden, benötigt der Organismus Nährstoffe wie Vitamine, Mineralstoffe, Spurenelemente, Aminosäuren und sekundäre Pflanzenschutzstoffe. Sie sind unentbehrliche Substanzen für einen gesunden Stoffwechsel und die Basis, damit der Organismus seine vielfältigen und komplexen Aufgaben bewältigen kann. So wie das Auto Benzin zum Fahren benötigt, so fungieren die Nährstoffe als ‚Zündstoffe' für das menschliche Leben.

Bis auf wenige Ausnahmen kann der Körper die lebensnotwendigen Nährstoffe nicht selbst herstellen und ist auf die Zufuhr von außen angewiesen, um gesund zu bleiben oder zu werden.

Stehen dem Körper nicht genügend dieser Stoffe zur Verfügung, entwickeln sich Mangelerscheinungen, die sich zu ernsthaften Erkrankungen manifestieren können. Was zunächst mit körperlichem unspezifischem Leistungsabfall beginnt, setzt sich mit vorzeitigem Alter und diversen Stoffwechselstörungen fort.

Die orthomolekulare Medizin bietet gute Chancen, bereits im Vorfeld die Gesundheit zu erhalten und diverse degenerative Erkrankungen erst gar nicht auftreten zu lassen.

Immer mehr Therapeuten nutzen die gesundheitsfördernden Eigenschaften der Nährstoffe und setzen Vitalstoffpräparate als Ergänzung in ihre Behandlungskonzepte ein. In den USA, dem Vorreiterland der orthomolekularen Medizin, geschieht dies bereits seit 1987. Dort ist die orthomolekulare Medizin ein offiziell anerkanntes Therapieverfahren, das auch von vielen Schulmedizinern angewendet wird.

Es gibt über 40 Mikronährstoffe, die als besonders wichtig gelten, um die Gesundheit zu erhalten oder wiederzuerlangen. Von diesen Nährstoffen müssen aber nicht immer alle zugeführt werden. Da die Vorgänge im Körper sehr komplex sind, wenden die Therapeuten häufig Kombinationen aus mehreren Mikronährstoffen an, aber in vielen Fällen ist auch die Verabreichung von Einzelsubstanzen angezeigt.

Vielfach wird immer wieder in den Medien publiziert, dass die Einnahme von Nahrungsergänzungsmitteln nicht notwendig sei, wenn man sich gesund ernähren würde. Demgegenüber steht einerseits die Tatsache, dass sich in der heutigen schnelllebigen Zeit kaum noch jemand wirklich gesund ernährt. Und außerdem enthalten unsere heutigen Lebensmittel aufgrund von drastisch veränderten Umwelt- und Anbaubedingungen, sowie durch industrielle Verarbeitungs- und Lagerungsprozesse gar nicht mehr die erforderlichen Nährstoffe wie sie zur Gesunderhaltung benötigt werden.

Und wenn es schließlich zu einer so ernsthaften chronischen Erkrankung wie eben der Endometriose gekommen ist, ist dies ein deutliches Zeichen dafür, dass bei der Nährstoffversorgung einiges im Argen liegt.

Die Einnahme von Nahrungsergänzungsmitteln bei einer Endometriose ist letztendlich aus mehreren Gründen angezeigt. Denn auch der Einfluss der Nährstoffe auf den Hormonhaushalt ist ein ganz wichtiger Aspekt. Ein Ziel der Endometriosebehandlung besteht vielfach darin, die Östrogeneinwirkung auf das Endometriosegewebe zu reduzieren. Während dies einerseits auch mit konventionellen Hormontherapien erreicht werden kann, leisten bestimmte Nahrungsergänzungsmittel in diesem Bereich auch sehr wertvolle Dienste.

Bevor Sie sich für die Einnahme von Nahrungsergänzungsmitteln entscheiden, besprechen Sie sich mit Ihrem behandelnden Arzt, der über Erfahrungen in der orthomolekularen Medizin verfügen sollte.

Achten Sie beim Kauf der Präparate unbedingt darauf, dass diese ökologisch hergestellt wurden. Erkundigen Sie sich außerdem, ob auf Zusätze wie Konservierungsstoffe, Süßungsmittel und Farbsubstanzen verzichtet wurde.

Die nachfolgend beschriebenen Nährstoffe sind nur einige Beispiele, die bei der Behandlung der Endometriose eingesetzt werden können. Häufig bevorzugen die Therapeuten Kombinationspräparate, die die wesentlichen Vitamine, Mineralien und Spurenelemente beinhalten.

Fettsäuren

Bei der Einnahme von orthomolekularen Präparaten werden häufig die Fettsäuren zu wenig beachtet. Dabei sind sie mindestens genauso wichtig für die Gesundheit wie die anderen Mikronährstoffe.

Vielleicht liegt es daran, dass Fette eher ein negatives Image haben und man vorschnell daran denkt, dass Fette für Übergewicht und ungesunde Lebensweise stehen. Klar, dass man das nicht möchte.

Dabei benötigt der Organismus neben den anderen aufgeführten Nährstoffen auch unbedingt bestimmte Fette. Allerdings ist es dabei wichtig, zwischen guten und schlechten Fetten zu unterscheiden.

Die Fette, die für den Körper essentiell sind, werden als mehrfach ungesättigte Fettsäuren bezeichnet. Zu den wichtigsten gehören hier die Omega-3 und die Omega-6-Fettsäuren. Da sie vom Organismus nicht selbst hergestellt werden können, müssen sie durch entsprechende Präparate oder Öle zugeführt werden.

Dabei ist nicht der Verzehr der absoluten Menge entscheidend, sondern vielmehr ein ausgewogenes Verhältnis zwischen Omega 3- und Omega 6-Fettsäuren. Sinnvoll ist ein Verhältnis von Omega 3- zu Omega 6-Fettsäuren von 1:5.

Die hierzulande übliche Ernährungsweise führt allerdings zu einer enormen Unausgewogenheit dieser beiden Fettsäuren. Durch ein Übermaß an Molkereiprodukten, Eiern, Fleisch und ungünstigen pflanzlichen Ölen nehmen viele Menschen zu viele Omega 6-Fettsäuren zu sich. Um dem Körper mehr Omega 3-Fettsäuren zuzuführen, kann man mit entsprechenden Präparaten gegensteuern.

Aber auch durch den Verzehr von mehr Walnüssen, Leinsamen, Leinöl, Arganöl, Olivenöl und fetthaltigen Fischen wie Lachs und Makrele kann man ein ausgewogenes Verhältnis zwischen Omega 3 und Omega 6 herbeiführen. Darüber hinaus gibt es diverse Nahrungsergänzungsmittel wie unter anderem auch Fischölkapseln und Nachtkerzenöl, die diese wertvollen Fettsäuren enthalten.

Bei dem Kauf von Fischölkapseln ist es wichtig, auf die Herkunftsquelle zu achten. Da sich im Fettgewebe der Fische Umweltgifte ansammeln, sollten Sie nur die Produkte erwerben, die frei von Schwermetallen und anderen Schadstoffen sind.

Seit einiger Zeit wird immer häufiger zusätzlich die Omega 9-Fettsäure empfohlen. Sie zählt allerdings nicht zu den essentiellen Fettsäuren, weil der Körper in der Lage ist, sie aus anderen Fettsäuren selbst herzustellen. Dies setzt jedoch voraus, dass die Ernährung diese anderen Fettsäuren in ausreichender Menge enthält.

Ungesättigte Fettsäuren spielen bei vielen Stoffwechselfunktionen eine wichtige Rolle. Sie sind an so vielen Abläufen beteiligt, dass man ohne sie kaum zu gesundheitlichem Wohlbefinden gelangen kann.

So verhelfen sie nicht nur zu gesünderer Haut und vitaleren Haaren und Nägeln. Vielmehr sind sie notwendig für eine reibungslose Verdauung, den Fettstoffwechsel, das Immunsystem, Herz-Kreislauf-Funktionen bis hin zur Regulierung von Prostaglandinen (Gewebshormone). Letztere sind maßgeblich daran beteiligt, dass sich die Einnahme von hochwertigen Fetten zur Behandlung der Endometriose eignen. Denn diese Gewebshormone sind maßgeblich an der Entstehung von Schmerzzuständen und Entzündungsprozessen beteiligt.

Insbesondere die Omega 3-Fettsäuren wirken sich auf die Behandlung der Endometriose in vielen Fällen sehr positiv aus. Dies wird darauf zurückgeführt, dass es zu einer Reduzierung von Entzündungen kommt, indem die Produktion von der Prostaglandine vermindert wird. Als tägliche Dosierung wird eine Einnahme von 3-mal täglich 1 Kapsel (je 500 mg) empfohlen.

Der positive Einfluss der Omega-3-Fettsäuren wurde mittlerweile durch Studien belegt.

B-Vitamine

Vielfach ist nicht bekannt, dass verschiedene B-Vitamine an der Regulation des Hormonhaushaltes beteiligt sind. So fördern beispielsweise die B-Vitamine und insbesondere das B 6 die Fähigkeit der Leber, Östrogen in Estradiol umzuwandeln. Bei Estradiol handelt es sich um eine Hormonform, die sich weniger auf das Wachstum von Endometriosegewebe auswirkt.

Die Einnahme von B-Vitaminen ist bei Endometriose-Patientinnen insbesondere dann angezeigt, wenn Darmprobleme vorliegen oder ein Kinderwunsch besteht.

Vitamin E

Vitamin E wird auch als Östrogenantagonist bezeichnet und soll in der Lage sein, Hormone abzubauen, wenn diese in einer zu großen Menge vorhanden sind. Außerdem wirkt Vitamin E als ein starkes Antioxidanz.

Vitamin C

Die lebenswichtigen Aufgaben von Vitamin C sind sehr umfangreich und reichen von der Stärkung des Immunsystems, Heilung von Wunden und Förderung des Heilungsprozesses, Verbesserung der Eisenaufnahme aus der Nahrung bis hin zum Zellschutz. Außerdem ist Vitamin C ein starkes Antioxidanz.

Vitamin C gilt als der bekannteste existierende Vitalstoff überhaupt und wird von vielen Menschen prophylaktisch in den Wintermonaten und Zeiten drohender Grippewellen eingenommen oder wenn die Erkältung bereits eingetroffen ist. Besonders die Abwehrzellen benötigen Vitamin C, um den Organismus erfolgreich gegen Eindringlinge verschiedenster Art schützen zu können.

Von der Einnahme von Vitamin C profitieren Personen mit unterschiedlichsten Erkrankungen und Beschwerdebildern. Da Vitamin C ein Tausendsassa ist, ist es universell und über das ganze Jahr einsetzbar. Es gibt viele Personen, die einen dauerhaft erhöhten Vitamin C-Bedarf haben.

Im Unterschied zu den meisten Pflanzen und Tieren (Ausnahme sind Affen, Meerschweinchen und einige Fische und Vögel) ist der menschliche Organismus nicht in der Lage, Vitamin C selbst zu produzieren. Bei allen anderen Tieren wird in der Leber Vitamin C aus Glukose hergestellt.

Selen

Selen wirkt antioxidativ und ergänzt sich mit Vitamin E als zellschützende Radikalenabwehr. Selen verfügt über diverse Schutzfunktionen und kann Krebs und Allergien vorbeugen, das Immunsystem stärken und Schwermetalle entgiften.

Aufgrund des hohen Fleischkonsums und der zunehmenden Schwermetallbelastung ist ein Selenmangel viel öfter anzutreffen als dies allgemein bekannt ist. Auch bei Chemotherapiebehandlungen, Krebserkrankungen, Herzkrankheiten und Rheuma liegt häufig ein Selenmangel vor.

Selen wird oftmals auf der Basis von Nährhefe hergestellt. Wer keine Hefe verträgt (z. B. aufgrund einer Histaminintoleranz oder Candidainfektion), sollte darauf achten, ein hefefreies Präparat einzunehmen. Wichtig ist außerdem, dass es sich bei dem Präparat um organisches Selen handelt und die Einnahme in einem zeitlichen Abstand von mindestens einer Stunde von der Vitamin C-Einnahme erfolgt.

Eisenpräparate

Starke Monatsblutungen können zu einem bedenklichen Eisenverlust führen, der über entsprechende Nahrung oder Eisenpräparate ausgeglichen werden muss. Tannenblut, rote Beete und Kelp sind natürliche Lieferanten, um den Eisenhaushalt auszugleichen. In schwerwiegenden Fällen wird eine Unterstützung durch Eisenpräparate jedoch unverzichtbar sein.

Magnesium

Magnesium hat zahlreiche Funktionen und ist am Energiestoffwechsel beteiligt. Es unterstützt die Erregungsleitung des Nervensystems und die Muskelfunktionen. Außerdem ist Magnesium an der Produktion von über 300 Enzymen beteiligt und reinigt den Organismus von Umweltgiften. Aufgrund dieser vielfältigen Aktivitäten von Magnesium in umfangreichen Stoffwechselvorgängen gehört Magnesium zu den wichtigsten Nährstoffen, die der Organismus für die Gesunderhaltung benötigt.

Wer einen zu niedrigen Magnesiumspiegel aufweist, kann dies durch unterschiedliche Symptome feststellen wie z. B. durch Muskel- und Wadenkrämpfe, Schwindel, Kopfschmerzen, Herzbeschwerden wie Herzrasen und Krämpfe, Nervosität und Probleme im Magen-Darm-Bereich wie Übelkeit, Durchfall, Erbrechen und Bauchkrämpfe.

Die optimale Magnesiumaufnahme ist von verschiedenen Faktoren abhängig. So kann der Körper das zugeführte Magnesium nur dann vollständig verwerten, wenn die Resorption im Dünndarm und die Magnesiumverteilung im Körper optimal ablaufen. Auch die Funktionstüchtigkeit der Niere spielt eine große Rolle. Liegt eine Beeinträchtigung der Nierenfunktion vor, ist es ratsam, die Dosierung mit dem behandelnden Therapeuten abzuklären. Durch die gleichzeitige Einnahme von Aminosäuren kann Magnesium besonders gut vom Körper resorbiert werden.

Auch durch die Verteilung von Magnesium auf täglich drei kleinere Portionen anstatt einer einmaligen Einnahme kann die Resorption verbessert werden. Als besonders verträglich gilt organisch gebundenes Magnesium, das in Form von Citrat oder Orotat erhältlich ist.

Eine individuell zu hoch gewählte Dosierung lässt sich einfach am Stuhlverhalten beobachten. Da Magnesium in hoher Dosierung abführend wirken kann, sollte die Einnahmemenge reduziert oder auf mehrere tägliche Portionen verteilt werden, sobald man bemerkt, dass der Stuhl zu weich wird. Da zu viel aufgenommenes Magnesium wieder ausgeschieden wird, kommt es bei gesunden Menschen eher nicht zu einer Überdosierung. Vorsicht ist allerdings geboten bei Nierenpatienten.

Bei verschiedenen Faktoren wie z. B. Herzerkrankungen, häufigem Schwitzen, Leistungssport, zu hohem Alkoholkonsum, regelmäßigem Verzehr von Abführmitteln, lang andauerndem Durchfall,

Darmerkrankungen und der Einnahme von Medikamenten wie Amphotericin B, orale Verhütungsmittel, Abführmittel, Diuretika und Aminoglykoside kann sich der Magnesiumbedarf erhöhen bzw. ein Magnesiummangel entwickeln. Wird der erhöhte Magnesiumbedarf nicht berücksichtigt, können sich diverse Beschwerden entwickeln.

Um den täglichen Magnesiumbedarf abzudecken, kann man mit gezielter Ernährung viel erreichen. Lebensmittel mit überdurchschnittlicher Menge (mehr als 100 mg Magnesium pro 100 g) sind Vollkornprodukte, Kleie, grünes Gemüse, Nüsse, Bohnen, Erbsen, Sesamsamen, Sonnenblumenkerne und Haferflocken.

Auch Schüsslersalze sind eine hervorragende Möglichkeit, den Körper mit ausreichend Magnesium zu versorgen. Bei Krämpfen im Bauch, in den Waden, aber auch bei Darmkoliken und festsitzenden Blähungen ist die auf Schüsslersalzen basierende ‚heiße 7' ein ideales Mittel, um die Beschwerden zu lindern.

Kalzium

Kalzium ist ein Mineralstoff, der am besten in Kombination mit Magnesium und möglicherweise auch Vitamin D eingenommen werden sollte. Bei der Einnahme von Calcium und Magnesium ist es wichtig, dass diese beiden in einem bestimmten Verhältnis zueinander stehen, um eine optimale Verwertung zu erreichen. Hierfür eignen sich entsprechende Kombinationspräparate oder welche, die natürlichen Ursprungs sind wie beispielsweise Meereskorallen oder Algen.

Enzyme

Enzyme kommen besonders nach einer Operation zum Einsatz und können in diesen Situationen hervorragende Dienste leisten, indem sie dabei helfen sollen, Verwachsungen zu vermeiden und den Heilungsprozess zu beschleunigen.

Da Enzyme zu Allergien führen können oder einige Substanzen der Enzymtabletten für einige Patientinnen unverträglich sein können, sollte man die Einnahme niedrig dosiert beginnen. Es ist auch sinnvoll, die genauen Inhaltsstoffe der Enzymtabletten zu studieren und beim Hersteller zu hinterfragen, ob die Präparate möglicherweise auf der Basis von Schimmelpilzkulturen hergestellt wurden. Insbesondere, wer von einer Schimmelpilzallergie betroffen ist, sollte dann auf andere Inhaltsstoffe ausweichen. Weniger Verträglichkeitsprobleme sind bei Präparaten bekannt, die Bromelain enthalten, einem Enzym der Ananas.

Phytoöstrogene

Unter Phytoöstrogenen ist nichts anderes zu verstehen als Hormone, die in Pflanzen vorkommen. Denn nicht nur in tierischen und menschlichen Organismen werden Hormone gebildet. Und die Vermutung liegt nahe, dass auch diese Pflanzenhormone wie beispielsweise das Genistein, Daidzein und Isoflavone Wirkung auf den menschlichen Hormonhaushalt haben.

Da berechtigterweise immer mehr Frauen Bedenken bei der Einnahme von synthetisch hergestellten Hormonen haben, ist in den vergangenen Jahren der Fokus zunehmend auf mögliche Alternativen gerichtet worden. Und da spielt die Pflanzenwelt mittlerweile eine ganz entscheidende Rolle. So wurden im Laufe der Jahre immer mehr Pflanzen bekannt, die Phytoöstrogene enthalten und die sich hervorragend zur Behandlung hormonbedingter Erkrankungen einsetzen lassen.

Je nach Beschwerdebild können hormonbedingte Symptome häufig durch die alleinige Gabe von pflanzlichen Hormonen gelindert werden. In einigen Fällen ist eine Kombination aus synthetischen Hormonen und Phytoöstrogenen sinnvoll. Während synthetische Präparate als Substitution eingesetzt werden, wirken pflanzliche Hormone hormonmodulierend.

Bedenken Sie, dass Sie auch durch pflanzliche Hormone Ihren Hormonhaushalt beeinflussen und Ihr Körper mit verschiedenen Symptomen reagieren kann. Obwohl die meisten Phytoöstrogene rezeptfrei erhältlich sind, sollten Sie die Anwendung niemals ohne ärztliche Betreuung vornehmen. Teilen Sie jegliche Veränderungen wie neu auftretende Symptome oder beispielsweise Zwischenblutungen sofort Ihrem Arzt mit. Dabei sollten auch mögliche Wechselwirkungen berücksichtigt werden, wenngleich viele wissenschaftlich noch nicht bekannt sind.

In der Diskussion stehen insbesondere eventuell auftretende Wechselwirkungen, die die Isoflavone auf die Schilddrüse haben können, indem diese möglicherweise eine Schilddrüsenunterfunktion auslösen sollen. Demzufolge ist immer mal wieder zu lesen, dass bei einer Schilddrüsenerkrankung besser auf die Einnahme von Isoflavonen verzichtet werden sollte. Studien hierüber, die einen entsprechenden Zusammenhang belegen würden, sind derzeit allerdings noch nicht bekannt.

Das Interesse an pflanzlichen Hormonen hat mittlerweile große Ausmaße angenommen, da die Gabe von synthetischen Hormonen seit einigen Jahren zunehmend ins Kreuzfeuer geraten ist.

Umso mehr haben sich die Bemühungen verstärkt, im Pflanzenreich geeigneten Ersatz zu finden. So ist festgestellt worden, dass die Hormone einiger Pflanzen den menschlichen Geschlechtshormonen sehr ähnlich sind und im menschlichen Körper eine, wenn auch schwache, so doch wahrnehmbare Hormonwirkung entfalten.

Waren bis vor wenigen Jahren kaum Phytoöstrogene bekannt, hat sich das Angebot mittlerweile deutlich erweitert. Teilweise sind auch altbekannte Erkenntnisse reaktiviert worden, die in viele gynäkologische Praxen Einzug gehalten haben. Denn aufgrund der zunehmenden Nachfrage seitens der Patientinnen können sich immer weniger Gynäkologen den pflanzlichen Hormonpräparaten gänzlich verschließen. Zu groß ist die Angst inzwischen bei vielen Frauen geworden, irgendwann schwere Langzeitschäden aufgrund von synthetischen Hormonen zu entwickeln.

Im Folgenden werden viele der gängigsten Phytoöstrogene vorgestellt, wenngleich es darüber hinaus noch weitere Präparate gibt. Bei einigen pflanzlichen Hormonen besteht nicht grundsätzlich Einigkeit über den tatsächlichen Nutzen. Dies betrifft in erster Linie die Pflanzen, die östrogenähnliche Substanzen enthalten wie Rotklee und Soja.

Entscheidend für den Erfolg mit Phytoöstrogenen sind bei der Behandlung der Endometriose hauptsächlich die progesteronwirksamen Substanzen. Denn wichtig ist, dass die Endometriose durch die pflanzlichen Hormone nicht stimuliert wird.

Welche Pflanze bei welcher Patientin zum Einsatz kommt, hängt weitestgehend von der Entscheidung des behandelnden Arztes ab. Bis das individuell passende Präparat gefunden wird, sind manchmal mehrere Versuche mit verschiedenen Präparaten in unterschiedlicher Dosierung erforderlich.

Um die jeweilige Wirkung einschätzen zu können, ist es wichtig, dass eine engmaschige Kontrolle durch den Arzt erfolgt und ihm jegliche Veränderungen mitgeteilt werden.

Mönchspfeffer

Wie bereits in dem Kapitel ‚Behandlung mit Naturheilkunde' beschrieben, ist der Mönchspfeffer eine häufig verwendete Pflanze bei der Behandlung der Endometriose. Da Mönchspfeffer Phytohormone enthält, kann er den Hormonhaushalt günstig beeinflussen und harmonisierend auf die Hormonausschüttung einwirken. Dies gilt insbesondere dann, wenn eine unzureichende Produktion des Gelbkörperhormons vorliegt.

Im Zusammenhang mit Menstruationsbeschwerden gehört der Mönchspfeffer mittlerweile zu den am erfolgreichsten eingesetzten Heilpflanzen.

Mönchspfeffer erinnert nicht nur durch sein Aussehen an Pfefferkörner, sondern auch durch seinen scharfen Geschmack. Somit ist er auch geeignet, dass er zermahlen wird, um ihn als Gewürz zu verwenden. Hier sollte die maximale tägliche Menge von 30 mg jedoch nicht überschritten werden.

Yamswurzel

Aus der mexikanischen Yamswurzel wird natürliches Progesteron gewonnen. Genau genommen handelt es sich bei der Substanz um Diosgenin, das in seiner Struktur dem Progesteron sehr ähnlich ist.

Die Yamswurzel ist darüber hinaus in der Lage, die Produktion von dem Prohormon DHEA anzuregen. Hierbei handelt es sich um eine Vorstufe der Sexualhormone.

Die Anwendung der Yamswurzel ist sehr vielfältig, denn sie ist nicht nur bei Menstruationsbeschwerden und Endometriose hilfreich, sondern kann aufgrund der entzündungs- und krampfhemmenden Eigenschaften auch bei Rheuma, Arthritis, Reizdarm sowie Schmerzen erfolgreich eingesetzt werden.

In einigen Teilen der Welt wird die Yamswurzel, ähnlich wie bei uns die Kartoffel, als Beilage zu verschiedenen anderen Nahrungsmitteln gereicht.

Wenn Sie einen Garten besitzen, könnten Sie die Yamswurzel selber anbauen und wie Kartoffeln verwenden. In Supermärkten ist diese Wurzel sehr schwer zu bekommen, so dass der Eigenanbau im Augenblick eine gute Alternative wäre.

Wenn Sie keinen Garten zur Verfügung haben und dennoch auf die Wirkung der Yamswurzel nicht verzichten möchten, gibt es zahlreiche Möglichkeiten, entsprechende Präparate als Nahrungsergänzungsmittel zu kaufen. Eine weitere Möglichkeit besteht darin, Einreibungen mit Yamswurzelöl vorzunehmen.

Frauenmantel

Frauenmantel (Alchemilla vulg.) ist kein Kraut der Neuzeit, sondern gehört seit jeher zur Tradition der Volksmedizin. Dort wurde er schon immer gegen zu starke Monatsblutungen und bei Wechseljahresbeschwerden eingesetzt, aber auch aufgrund seiner krampflösenden und stoffwechselregulierenden Eigenschaften.

Die Wirksamkeit des Frauenmantels wird auf seine gestagenähnlichen Inhaltsstoffe zurückgeführt, was den Frauenmantel auch bei der Behandlung der Endometriose so wertvoll macht. So ist bekannt, dass bei vielen Patientinnen in den Endometriosestadien 1 und 2 die Beschwerden durch Frauenmantel gelindert werden können.

Frauenmantel eignet sich hervorragend als Tee. Hierfür wird ein schwach gehäufter Esslöffel mit einem viertel Liter Wasser übergossen und bis zum Sieden erhitzt. Anschließend lässt man den Sud bis zu 15 Minuten lang ziehen und seiht ihn dann ab. Über den Tag verteilt werden bis zu 3 Tassen täglich getrunken.

Soja

Soja verfügt über große Mengen an Phytoöstrogenen wie dem Genistein, Daidzein und Isoflavonen, welche einen positiven Effekt auf die Endometriose ausüben, ohne die Endometriose zu stimulieren.

Die in Soja enthaltenen Phytoöstrogene kann man bequem über eine sojareiche Ernährung zuführen, indem man seinen Speiseplan mit Sojasprossen und Tofu anreichert. Reichen diese Mengen nicht aus oder mag man Soja nicht in größeren Mengen essen, so gibt es auch diverse Präparate, die auf Sojabasis hergestellt werden.

In asiatischen Ländern sind übrigens die Wechseljahre bei Frauen völlig unbekannt. Man führt dies auf den intensiven Verzehr von Sojaprodukten zurück, der in vielen Ländern Asiens an der Tagesordnung ist.

Eine Eigenschaft von Soja wird allerdings häufig nicht berücksichtigt: Wenn nämlich ein Kinderwunsch besteht, sollte insbesondere an den fruchtbaren Tagen auf Sojaprodukte verzichtet werden, weil einige Substanzen, die in Soja enthalten sind, die Befruchtung der Eizelle verhindern können.

Rotklee

Rotklee kennt jeder aus seinem eigenen Garten, aber dass er auch medizinische Zwecke erfüllen kann, ist vielfach unbekannt.

Rotklee ist erst in den vergangenen Jahren als eine wertvolle Quelle für Phytoöstrogene bekannt geworden. Mittlerweile weiß man, dass Rotklee über große Mengen an Genistein, Daidzein verfügt und darüber hinaus auch Formononetin und Biochanin A beinhaltet. Allesamt sind sie wertvolle Pflanzenhormone, die sich günstig auf den Hormonhaushalt auswirken können.

So werden Rotkleepräparate in Form von Nahrungsergänzungsmitteln zunehmend bei Wechseljahresbeschwerden und der Behandlung von Endometriose eingesetzt. Je nach Beschwerdebild liegt die tägliche Dosierung zwischen 40 mg und 160 mg.

Die Verträglichkeit von Rotklee sollte genau beobachtet werden, denn einerseits kommt es zur Hemmung diverser Leberenzyme und andererseits zu einem verminderten Abbau von verschiedenen Arzneimitteln.

Neben den in diesem Kapitel beschriebenen hormonhaltigen Pflanzen gibt es noch einige weitere, die zwar weniger bekannt, aber deswegen nicht weniger wirksam sind. Zu den progesteronhaltigen Pflanzen gehören neben der Küchenschelle auch der Honigklee, Papayasamen, Schafgarbe, Bockshornklee, Beifuß und Salomonssiegel. Sie enthalten entweder progesteronähnliche Substanzen oder regen die Progesteron-Produktion an.

Außer den progesteronhaltigen Pflanzen kommen auch einige Nahrungsmittel in Betracht, um einen positiven Verlauf der Endometriose zu erreichen. Neben der Alfa Alfa (Luzerne) sind dies die Karotten sowie der Spargel. Sie alle enthalten den progesteronähnlichen Saponin-Wirkstoff Diosgenin.

Schmerzbewältigung

Bei der Endometriosebehandlung ist es bei den meisten Patienten ein großes Anliegen, die auftretenden Schmerzen zu lindern. Je nach Schweregrad der Endometriose und dem individuellen Schmerzempfinden kommen verschiedene Möglichkeiten zur Schmerzreduzierung in Betracht.

Viele Schmerzmedikamente sind in Apotheken ohne ein Rezept erhältlich. Neben Aspirin ist Ibuprofen eins der beliebtesten Schmerzmittel. Viele Anwender wiegen sich allerdings zu sehr in Sicherheit ganz nach dem Motto: Wenn man die Präparate rezeptfrei erhalten kann, sind sie ja ganz harmlos und nicht mit Nebenwirkungen verbunden. Doch weit gefehlt.

Denn wenn rezeptfreie Präparate beispielsweise über einen längeren Zeitraum hinweg eingenommen werden, eine zu hohe Dosierung gewählt wird oder Inhaltsstoffe zu allergischen Reaktionen führen, so können unerwünschte Nebenwirkungen auftreten.

Viele der frei verkäuflichen als auch verschreibungspflichtigen Schmerzmedikamente (z. B. Diclofenac) verringern die Auswirkungen der Prostaglandine. Hierbei handelt es sich um hormonähnliche Substanzen, die als Schmerz-, Entzündungs- und Fieberbotenstoffe auftreten. Die Medikamente sollen dazu führen, dass keine Prostaglandine mehr produziert werden, sodass die Schmerzen nachlassen.

Um die Schmerzen zu lindern, gibt es neben den klassischen synthetischen Schmerzmedikamenten noch diverse Möglichkeiten der Naturheilkunde. Auch altbewährte Hausmittel wie eine Wärmflasche, ein Heizkissen oder ein warmes Bad können für eine wohltuende Schmerzlinderung sorgen. Denn durch die Wärme wird die Muskulatur entspannt, sodass die krampfartigen Schmerzen nachlassen.

Während die meisten Frauen ihre Schmerzen mit Wärme lindern können, sprechen andere besser auf Kälte an. So kann ein Beutel voller Eiswürfel oder ein Kühlakku auf die schmerzenden Bereiche des Bauches gelegt werden, um eventuelle Gewebeschwellungen zu reduzieren.

Zu den beliebtesten naturheilkundlichen Präparaten zählen die wilde Yamswurzel (Wild Yam), Baldrian und der ‚einfache Schneeball', der auch als Viburnum prunifolium bezeichnet wird.

Schmerzlindernd wirkt auch eine auf der Basis von natürlichem Progesteron hergestellte Creme, von der angenommen wird, dass sie neben der Schmerzreduktion auch zu einer Verlangsamung des wachsenden Gewebes führt. Lesen Sie hierzu das Kapitel ‚Behandlung mit Hormonpräparaten'.

Gute Dienste leisten außerdem verschiedene naturheilkundliche Präparate und Heilpflanzen. Lesen Sie hierzu das Kapitel ‚Behandlung mit Naturheilkunde'.

Candida bei Endometriose

Endometriose wird häufig von dem Hefepilz Candida begleitet. Insbesondere gilt dies für die Patienten, die Cortison, Antibiotika oder immununterdrückende Medikamente einnehmen. All diese Medikamente sorgen dafür, dass dem Candida ideale Lebensbedingungen geschaffen werden und er sich ohne Gegenwehr ausbreiten kann. Auch durch Hormonpräparate kann die Entstehung begünstigt werden. Aber was ist eigentlich der Candida?

Der Candida albicans ist ein Hefepilz, der sich in verschiedenen Bereichen des menschlichen Organismus einnisten kann und sich vorwiegend im Darm aufhält. Während er für gesunde Menschen mit einer intakten Immunabwehr als harmlos gilt, kann er bei einem geschwächten Immunsystem zu gravierenden gesundheitlichen Beeinträchtigungen mit unterschiedlichsten Symptomen führen. Insbesondere, wenn der Candida in die Blutbahn gerät und von dort aus weitere innere Organe befällt, ergibt sich ein vielfältiges Erkrankungsbild.

Der Ursprung des Candidas ist in der Regel im Darm zu suchen, sodass die Beseitigung der Darmmykose erfolgen muss, wenn man beispielsweise seinen Scheidenpilz oder Nagelpilz erfolgreich loswerden möchte.

Dies jedenfalls ist die Sichtweise der ganzheitlich ausgerichteten Therapeuten, zu denen auch immer mehr Gynäkologen gehören.

Zum Leidwesen der Betroffenen wird eine Candidainfektion in der Schulmedizin leichtfertig bagatellisiert und als Modeerscheinung deklariert. Dabei könnte so vielen Menschen zu mehr Gesundheit verholfen werden, wenn ihr Candidabefall ernst genommen und erfolgreich beseitigt würde. Dies trifft unbedingt auch auf Patienten mit einer Endometriose zu. Denn in den meisten Fällen weisen diese nicht nur subjektiv empfundene Verdauungsprobleme wie häufige Durchfälle und Verstopfung auf, sondern auch eine offensichtliche Candida-infektion.

Als Folge entwickeln sich in diesem Zusammenhang bei vielen Patienten Unverträglichkeiten auf Nahrungsmittel. Und je länger diese Intoleranzen unentdeckt und der Candida unbehandelt bleiben, desto mehr weitere Unverträglichkeiten und sonstige gesundheitliche Beschwerden gesellen sich im Laufe der Zeit hinzu. Oder wenn die Scheidenmykose oder der

Nagelpilz nur örtlich und nicht ursächlich behandelt werden, kehren diese immer wieder fleißig zurück. Dass der Darm schließlich als die Hauptquelle des Candidas für diese lästigen wiederkehrenden Pilze in den verschiedensten Körperregionen ursächlich verantwortlich ist, wird leider in den meisten Fällen nicht berücksichtigt. Wird jedoch der Darm erfolgreich vom Candida befreit, so bilden sich auch die als therapieresistent wirkenden Pilze in anderen Regionen des Körpers dauerhaft zurück.

Wird der Darmpilz jedoch nicht beseitigt, kommt es in der Regel zu einer Dysbiose des Darms. Diese Fehlbesiedelung des Darms mit ungesunden Darmbakterien kann sich wiederum ungünstig auf den gesamten Stoffwechsel und das Hormonsystem auswirken. Denn durch das gestörte Darmmilieu werden viele mit der Nahrung aufgenommene Nährstoffe nicht mehr ausreichend resorbiert und ungenutzt wieder aus dem Körper ausgeschieden. Ein Mangel mit einer unzureichenden Versorgung von Vitaminen, Mineralien und Spurenelementen ist die Folge mit verheerenden Auswirkungen auf die gesamte Gesundheit wie eben auch Hormonstörungen, die in Endometriose resultieren können.

So ist die Candida-Infektion letztendlich eine Erkrankung mit vielen Gesichtern, sodass man auch sagen kann, sie ist eine Erkrankung wie ein Chamäleon. Obwohl sich die Symptome bei jedem Menschen anders äußern, haben fast alle Betroffenen eines gemeinsam: Sie leiden unter einer extremen Energieeinschränkung und häufigen Bauchschmerzen – und sie wissen nicht, warum. Genau dieses Beschwerdebild wird allerdings auch durch die Endometriose ausgelöst, sodass man meist gar nicht sagen kann, ob nun der Candida oder die Endometriose für die Symptome verantwortlich ist.

Der Candida ist, wie die Endometriose auch, in erster Linie ein Krafträuber. Er nimmt Lebensenergie, führt sehr oft zu Müdigkeitsattacken, Müdigkeit nach bestimmten Mahlzeiten und sehr häufig auch zu chronischen Verdauungsproblemen wie Blähungen, Durchfall und Verstopfung.

Aber warum schafft es der Candida, die Energie von seinem Wirt abzugreifen? Hierfür liegen mehrere Gründe vor.

Da sind zunächst die Nahrungsmittel, die der Pilz für sich verwertet, anstatt die Nährstoffe seinem Wirt zu überlassen. Da der Candida im Darm sitzt, kann er die für ihn relevanten Nährstoffe aus der Nahrung abgreifen, noch bevor sie vom Darm assimiliert werden, um den Organismus zu versorgen.

Besonders nach sehr zuckerhaltigen Mahlzeiten sowie Alkohol und Weizenprodukten tritt eine extreme Müdigkeit ein. Da sich der Candida hauptsächlich von diesen Nahrungsmitteln ernährt, greift er gerade nach einer derartigen Mahlzeit die für ihn lebenswichtigen Nährstoffe ab und nutzt diese ideale Plattform, um sich explosionsartig zu vermehren.

Hat man eine Hefepilzinfektion, so kann man sie oft genau anhand dieser Körperreaktion erkennen. Diese extreme Müdigkeit nach einer pilzfreundlichen Mahlzeit ist so intensiv und ausgeprägt, dass sie nichts mehr mit einem kleinen Mittagstief gemeinsam hat. Man ist wie erschlagen, kann kaum noch geradeaus denken und der Kopf fühlt sich an wie in Watte gepackt. Dabei werden die Augen schwer, man kann sich nicht mehr konzentrieren und die Erledigung von einfachsten Dingen wird zur großen Herausforderung.

Die durch den Candida entstehenden Mykotoxine führen dazu, dass starke Stimmungsschwankungen in Verbindungen mit Depressionen auftreten können. Als weitere Folgen des Candidas wird die Entstehung und Weiterentwicklung des Leaky Gut Syndroms (durchlässiger Darm) gesehen sowie das Auftreten von Nahrungsmittelintoleranzen.

Bei vielen Betroffenen reagiert die Haut mit verschiedenen Arten von Hautausschlägen auf die Pilzbelastung. Dies kann sich in Form von Juckreiz, Bläschen, Rötungen bis hin zu Ekzemen und Neurodermitis äußern. In den meisten Fällen treibt der Candida sein Unwesen jedoch im Darm, sodass verschiedene Verdauungsprobleme wie Blähungen, Durchfälle und Verstopfungen auftreten. Da viele Endometriose-Patientinnen von Verdauungsproblemen betroffen sind, liegt der Verdacht nahe, dass möglicherweise der Candida sein Unwesen treibt.

Es gibt viele Ursachen für das Entstehen des Candidas wie u. a. die Einnahme von Antibiotika oder Cortison sowie der übermäßige Verzehr von mit Konservierungsmitteln versetzten Lebensmitteln. Aber dass die Ursache häufig in dem Vorhandensein von Schwermetallen liegt, wird noch viel zu selten in Betracht gezogen. Wenn Sie das Thema ‚Candida' intensiver interessiert, lesen Sie das Buch ‚Neue Energie ohne Candida' von Sigi Nesterenko, erhältlich auf www.leben-ohne-candida.de oder in jeder Buchhandlung.

Was hat der Darm mit Endometriose zu tun?

‚Der Tod sitzt im Darm' – ein altes Sprichwort, das auf Paracelsus zurückgeführt wird, ist heute aktueller als jemals zuvor und für Personen mit Endometriose gilt dies ganz besonders.

Da viele der Betroffenen ständige Verdauungsprobleme wie regelmäßige Durchfälle, Verstopfung, Sodbrennen und Darmkoliken beklagen, ist davon auszugehen, dass der Darm dieser Patientinnen stark in Mitleidenschaft gezogen ist.

Der Darm steht sozusagen in einer Wechselwirkung mit der Endometriose. Denn durch eine gestörte Verwertung der zugeführten Nährstoffe kommt es zu einer Verschlechterung der Endometriose, andererseits wirken sich Endometrioseherde als permanente Reize ungünstig auf den Darm aus. Doch der Darm spielt eine noch wesentlich größere Rolle bei der Endometriose, wie Sie in dem nun folgenden Kapitel ausführlich erfahren werden.

Lassen Sie uns zunächst einen Blick darauf werfen, welch wichtige Funktionen der Darm eigentlich innehat. Denn er ist viel mehr als lediglich das Organ, das als Transport- und Ausscheidungsorgan fungiert und den Nahrungsbrei von A (dem Magen) nach B (dem Darmausgang) befördert. Der Darm spielt im gesamten Organismus eine so eklatant wichtige Rolle, wie es kaum bekannt ist. Denn ist der Darm krank, dann ist der ganze Mensch krank.

Allerdings wird vielen Menschen die Wichtigkeit des Darms erst bewusst, wenn der Verdauungsapparat ins Stocken geraten ist.

Der Darm lässt sich mit den Wurzeln einer Pflanze vergleichen. Steht ein Baum auf schlechtem Boden und kann er über seine Wurzeln nicht die erforderlichen Nährstoffe aufnehmen, kümmert er vor sich hin und seine Blätter fallen ab. Genauso gut muss sich auch die ‚Pflanze Mensch' mit Nährstoffen versorgen und über gesunde Wurzeln die nötigen Energien aufnehmen.

Was die Wurzeln für den Baum bedeuten – das ist der Darm für den Mensch. Wird der menschliche Organismus über den Darm nicht ausreichend mit Nährstoffen versorgt, kann das sehr gravierende Auswirkungen auf die Gesundheit haben.

Ist der Darm geschädigt und kann seine Aufgaben nicht vollständig ausführen, leidet der gesamte menschliche Organismus unter diesem Zustand. So ist der Verdauungsapparat ein wichtiger Indikator für die Gesundheit eines Menschen.

Ist der Darm intakt, fühlt sich der Mensch meistens wohl. Wenn der Darm hingegen erkrankt, erschlafft, entzündet, mit Geschwüren überwuchert, von einer Dysbiose, Candidainfektion oder durchlässigen Darmschleimhaut betroffen ist, äußert sich das durch Unwohlsein, Kränkeln und sich einfach nicht gesund fühlen.

Und wenn sich die Symptome in ganz anderen Körperregionen bemerkbar machen, die nicht mittelbar mit dem Darm in Verbindung zu stehen scheinen wie beispielsweise bei Juckreiz, Haarausfall und Müdigkeit, wird nur selten die Ursache im Darm gesucht. Schädliche Einflüsse wirken sich besonders auf die Darmschleimhaut aus, auf den Zustand anderer Schleimhäute des Organismus sowie auf die Haut. Sie kennen vielleicht die Aussage: ‚Die Haut ist der Spiegel des Darms'. So haben Hauterkrankungen wie Akne, Neurodermitis und Schuppenflechte sehr häufig ihre Ursache in einer gestörten Darmflora.

Ganzheitlich arbeitende Mediziner und Kliniken therapieren diese Erkrankungen daher an der Wurzel, indem sie als Basistherapie eine Darmsanierung ins Behandlungskonzept einbeziehen. Und naturheilkundlich ausgerichtete Gynäkologen erkennen ebenfalls zunehmend die Wichtigkeit eines gesunden Darms, wenn es um verschiedene Frauenkrankheiten geht. So gehört in diesen Praxen auch bei der Endometriose eine umfängliche Darmsanierung zu einer erfolgreichen Endometriosebehandlung.

Wenn die gesamte Darmoberfläche ausgebreitet würde, ließe sich ein Fußballplatz damit füllen. Tausende fingerförmige kleine Zotten sitzen in der Darmschleimhaut und sind mit Darmbakterien besiedelt, um die Verdauung in Gang zu halten.

Der längste Abschnitt im Verdauungskanal ist der Dünndarm. Nachdem die Nahrung im Magen vorverdaut wurde, ist es die Aufgabe des Dünndarms, die Nahrungsbestandteile zu resorbieren. Dieses geschieht über die Darmzotten des Dünndarms. Die menschlichen Dünndarmzotten sind zwischen 0,5 und 1,5 mm hoch, unterliegen einer ständigen Abnutzung und wachsen bei gesunden Menschen täglich nach.

Zöliakiepatienten wissen am besten, wie wichtig das Vorhandensein von Darmzotten ist. Sie sind lebenslänglich auf eine glutenfreie Diät angewiesen, damit die Darmzotten gedeihen können. Wird diese Ernährung nicht konsequent eingehalten, erleiden sie eine Zottenatrophie, was meistens eine komplette Zerstörung der Dünndarmzotten bedeutet. Durch die fehlenden Zotten leiden die Betroffenen unter einem gefährlichen Nährstoffmangel mit dem Risiko für zahlreiche Folgeerkrankungen wie z. B. Diabetes.

Durch bestimmte Lebensmittel wie etwa Kuhmilchprodukte können die Darmzotten auch bei Nicht-Zöliakie-Betroffenen stark angegriffen werden. Durch den hohen Kaseinanteil der Kuhmilchprodukte werden die Zotten verklebt und können oft nur als Büschel den Darm verlassen, anstatt dass sie als einzelne Zotten abgetragen werden. Diese Form der Abtragung führt dazu, dass in der Darmschleimhaut Mikrorisse entstehen, die den Darm durchlässig werden lassen.

Warum eine Darmsanierung bei Endometriose?

Da bei Patientinnen mit Endometriose häufig eine gestörte Darmflora anzutreffen ist, beziehen ganzheitlich arbeitende Therapeuten eine Darmsanierung mit in das Behandlungskonzept ein. Aus naturheilkundlicher Sicht soll eine Dysbiose der Darmflora sogar die Entstehung von Endometriose begünstigen.

Mittlerweile gibt es zahlreiche Erfahrungsberichte von Patientinnen, die durch eine Darmsanierung ihre Endometriose-Symptome deutlich verbessern konnten. Auf schulmedizinischer Ebene gibt es diesbezüglich leider bisher noch keine erkennbaren Ansätze.

Um zu überprüfen, welche Darmbakterien vermindert sind oder welche schädlichen Mitbewohner Überhand genommen haben, sollte man den Zustand der Darmflora anhand einer Stuhlprobe in darauf spezialisierten Laboren untersuchen lassen.

Wird hierdurch festgestellt, dass im Darm zu wenige gesundheitsfördernde Bakterien vorhanden sind und schädliche Darmbewohner wie Fäulnisbakterien, Candida und Parasiten Überhand genommen haben, ist die Zuführung entsprechender Bakterien wichtig.

Das Immunsystem des Darms

Der Darm ist das größte Immunsystem des Körpers. Über 80 Prozent der Abwehrzellen sind im Darm tätig, was im Umkehrschluss bedeutet, dass bei einer defekten Darmflora eine starke Beeinträchtigung des Immunsystems vorliegt. Und da bei vielen Endometriose-Patientinnen eine Einschränkung des Immunsystems vorhanden ist, gehört ein Blick auf den Immunstatus des Darms unbedingt zur ganzheitlichen Betrachtung. Denn ein intaktes Immunsystem ist nur dann möglich, wenn der Darm mit einer gesunden Darmflora ausgestattet ist und von schädlichen Ablagerungen befreit wurde.

Die Abwehrzellen des Darms sind meistens die ersten ihrer Art, die mit Fremdstoffen aus der Umwelt in Kontakt kommen. Der Dünndarm verfügt über drei Abwehrbarrieren: Die Dünndarmschleimhaut, den Schleim auf der Schleimhaut und die Bakterienflora auf der Schleimhaut.

Die darmassoziierten Abwehrzellen werden erst langsam nach der Geburt aufgebaut. Bis zum Ende des ersten Lebensjahres verfügen Babys noch nicht über Enzyme, die für die Verdauung von tierischen Eiweißen und Fetten erforderlich sind.

Die Darmflora

Die Gesamtheit der im Darm lebenden Kleinstlebewesen (Mikroorganismen) wird als Darmflora bezeichnet. Der Mensch kommt mit einer nicht voll entwickelten Darmflora zur Welt, was Mediziner ‚abnormale Darmflora' oder ‚Mikrobiota nennen. Die Darmflora muss sich in den ersten Lebensmonaten entwickeln, dazu bedarf es einer Ansiedlung von Probiotika. Die ersten Bakterien erhält der Mensch während des Geburtsvorgangs, weitere kommen während der Stillzeit über die Muttermilch und später durch feste Nahrung hinzu.

Eine gesunde Darmflora ist für den gesamten Organismus lebensnotwendig, um gegenüber der Umwelt gewappnet zu sein. In einem gesunden Darm leben ca. 100 Billionen Bakterien, die mehr als 400 verschiedenen Arten angehören und in gesundheitsschädigende, fäulnisbildende Bakterien (Kolibakterien, Fäulnisflora) und darmfreundliche Bakterien (Probiotika, Säuerungsflora) eingeteilt werden. Die nützlichen Bakterien erhalten den Darm gesund und sorgen für die Immunabwehr.

Schon Prof. Otto Warburg hat vor 70 Jahren darauf hingewiesen, dass durch einen gestörten Darmstoffwechsel die Entstehung und Ausbreitung von Krebszellen begünstigt wird. Prof. Otto Warburg war zu seiner Zeit ein hoch angesehener Wissenschaftler, der 1931 als Nobelpreisträger bekannt wurde.

Der Darm wird also durch die Ansiedelung von nützlichen Bakterien gesund gehalten. Diese sorgen für die Immunabwehr und bilden eine natürliche Schranke gegen die Ansiedelung und Vermehrung von unerwünschten Mikroorganismen wie z. B. Hefepilzen. Da jeder Bakterienstamm eigene Aufgaben im Darm übernimmt, ist es wichtig, dass möglichst viele verschiedene gesunde Keime vorhanden sind. Sie alle leben in einer gut aufeinander abgestimmten Symbiose und bilden die Voraussetzung für eine umfassende Gesundheit. So sind Bifidobakterien u. a. dafür zuständig, Folsäure, B-Vitamine, Biotin und rechtsdrehende Milchsäure zu produzieren. Sind nicht genügend Bifidobakterien vorhanden, entwickelt sich ein Mangel an diesen wichtigen Nährstoffen.

Ist die Bakterienflora des Darms in einem gesunden Zustand, spricht man von einer Eubiose. Die meisten Menschen leiden heutzutage allerdings unter einer Dysbiose, einer Störung der natürlichen Lebensgemeinschaft von Mensch und Mikroorganismen. Dies ist auch bei den meisten Endometriose-Patientinnen der Fall.

Durch den heutigen Lebensstil, der geprägt ist durch viel Stress, denaturierte und zuckerreiche Ernährung, Umweltbelastungen, Abführmittel, Nikotin, Alkohol und unkontrollierte Antibiotika- und Cortisoneinnahmen nehmen die schädlichen Darmbakterien immer weiter zu. Ein Darm mit einer gesunden und ausgeglichenen Darmflora gehört bei Erwachsenen schon fast zur Ausnahme und auch bei Kindern ist diese Entwicklung immer häufiger zu beobachten. Die Folge ist das zunehmende Erlahmen des Immunsystems und ein vermehrtes Auftreten von Mykosen. Häufig entsteht die Dysbiose auch durch falsche Eßgewohnheiten wie zu üppige Mahlzeiten, zu fetthaltig oder in falscher Zusammensetzung, weil zu schwer verdaubar.

Durch das Übergewicht der krankheitsfördernden Darmbakterien gelangt nicht mehr ausreichend Sauerstoff ins Gewebe. Schlackenstoffe und

Abfallgifte werden nicht mehr abgebaut und stattdessen im Bindegewebe eingelagert. Dadurch kommt es zwangsläufig zur Selbstvergiftung des Körpers.

Die Folgen sind Müdigkeit, Rheuma, Schuppenflechte, Allergien, Entzündungen und viele andere Beschwerden, die oftmals leider nicht ursächlich untersucht werden. Ist die Darmflora ins Ungleichgewicht (Dysbiose) gerutscht, ist es also wichtig, das Gleichgewicht zwischen den Bakterien der Säuerungsflora und der Fäulnisflora wieder herzustellen.

Bei einer Dysbiose ist sehr oft der Candida-Hefepilz anzutreffen. Dabei fehlen häufig die wichtigsten Milchsäurebakterien wie Laktobazillen und Bifidobakterien. Durch das ungesunde Darmmilieu kann die Nahrung nicht vollständig verdaut werden, sodass es schnell zu Fäulnis und Gärung kommt. Wer Blähungen hat, weiß ein Lied davon zu singen, wie unangenehm regelmäßige Gärungsprozesse im Darm sein können.

Darmreinigung

Eine ganzheitliche Darmsanierung beinhaltet nicht nur das Wiederaufforsten der Darmflora, sondern auch eine umfangreiche Reinigung. Denn wenn der Darm völlig verschlackt ist, wird nicht nur die Aufnahme von wichtigen Nährstoffen eingeschränkt, sondern auch der gesamte Stoffwechsel und Entgiftungsorgane wie Leber und Nieren werden zusätzlich beeinträchtigt.

Eine Darmreinigung kann auf verschiedene Art und Weise erfolgen. Einerseits gibt es die Möglichkeit, mit Einläufen, Flohsamen und speziellen Nahrungsergänzungsmitteln sowie Kräutern den Darm von Ablagerungen zu befreien. Andererseits kann man den Darm professionell durch eine Colon-Hydro-Therapie reinigen.

Die Colon-Hydro-Therapie kann man als eine Weiterentwicklung der klassischen Einläufe betrachten, wobei diese wesentlich mehr zur Darmsanierung beitragen kann. So wird mit dieser Therapie der Dickdarm in seiner gesamten Länge von 1,80 Meter gereinigt. Da durch dieses Verfahren nicht nur die schädlichen Darmbakterien, sondern auch die nützlichen Mitbewohner ausgespült werden, ist es wichtig, dass die Darmflora durch entsprechende Präparate aufgeforstet wird.

Wofür ist eine intakte Darmflora gut?

Gesunde Darmbakterien unterstützen die Verdauung, indem sie die Darmtätigkeit und Darmbewegungen anregen, was zu einer besseren Assimilation der Nährstoffe führt. Davon profitiert auch die Darmschleimhaut, da sie wesentlich besser mit Nährstoffen versorgt wird.

Außerdem produziert die Darmflora Verdauungsenzyme, die nicht nur für die reibungslosen Verdauungsabläufe erforderlich sind, sondern die auch die Fäulnisbakterien in ihre Schranken weisen.

Bifidobakterien und Laktobacillus gelten als die wichtigsten Gegenspieler der Kolibakterien und sorgen dafür, dass die Darmflora im Gleichgewicht bleibt. Als ideal gilt ein Verhältnis von 85% darmfreundlichen Bakterien und 15% Fäulnisbakterien.

Aber auch im Dickdarm kann eine Fehlbesiedelung existieren, was allerdings von Therapeuten nicht immer berücksichtigt wird. Die Flora des Dickdarms besteht aus 10 verschiedenen Bakterienstämmen wie den Bakterien Koli, proteus und faecalis.

Die Darmflora gilt dann als gestört, wenn die Hauptbakteriengruppen vermindert sind und die körperfremden Bakterienarten Überhand genommen haben. Diese schädlichen Kolibakterien bilden während ihres Fäulnisstoffwechsels zahlreiche Giftstoffe wie z. B. die Eiweiß-zersetzungsprodukte Indikan und Skatol. Sind diese im Darm vorhanden, gelten sie als deutliche Hinweise auf eine Dysbakterie und auf Mykosen. Für einen durchschlagenden Erfolg der Darmsanierung ist es maßgeblich erforderlich, dass auch die unterhalb der Darmflora angesiedelte Darmschleimhaut therapiert wird.

Weitere Informationen zu diesen Themen lesen Sie in dem Buch ‚Leaky Gut Syndrom – der durchlässige Darm' (www.Leaky-gut-syndrom.net) und ‚Neue Energie ohne Candida' (www.leben-ohne-candida.de) von Sigi Nesterenko.

Und noch ein guter Rat zum Schluss: Vermeiden Sie bei Verstopfung regelmäßige Einnahmen von Abführmitteln. Sie führen damit nicht nur wichtige Mineralien und Nährstoffe aus, sondern fördern die Darmträgheit, was der Darmflora schwere Schäden zufügt.

Wie können Sie Ihren Darm sanieren?

Durch die Ansiedelung von nützlichen Bakterien wird der Darm zur Gesundung geführt. Da jeder Bakterienstamm eigene Aufgaben im Darm übernimmt, ist es wichtig, dass möglichst viele verschiedene gesunde Keime vorhanden sind. Sie alle leben in einer gut aufeinander abgestimmten Symbiose und bilden die Voraussetzung für eine umfassende Gesundheit.

Der Darm braucht Nahrung, und zwar bestehend aus lebenden Makroorganismen – Milchsäurestämmen, Milchsäurebakterien und Faserstoffen, damit die Darmzotten wieder gereinigt und von Milchsäurebakterien bevölkert werden können.

Dann erhält der Darm nach einer gewissen Zeit wieder die Möglichkeiten, seine ursprünglichen Aufgaben zu erfüllen anstatt Durchfall, Verstopfung, Darmkrämpfe, Darmbluten, Hämorrhoiden oder Blähungen zu produzieren. Auch rechtsdrehende Milchsäure in Form von Brottrunk und apothekenpflichtigen Präparaten sorgt für ein besseres Darmmilieu.

Besonders wenn der Stuhlgang zu alkalisch ist, sollte mithilfe der rechtsdrehenden Milchsäure die Darmflora ‚angesäuert' werden. Dies ist erforderlich, damit sich die gesunden Darmbakterien besser ansiedeln können und dem oft vorhandenen Candida-Hefepilz die Lebensgrundlage entzogen wird.

Die Dauer einer Darmsanierung mit Darmflorapräparaten ist individuell sehr unterschiedlich und abhängig von der gesundheitlichen Vorgeschichte der jeweiligen Person.

Von einem Zeitraum von 3 bis 6 Monaten sollte dabei mindestens ausgegangen werden, bei einer schwer geschädigten Darmflora kann die Sanierungsdauer auch 1,5 Jahre betragen. Hier ist sehr viel Disziplin und Durchhaltevermögen erforderlich.

Der Säure-Basen-Haushalt als Basis für die Gesundheit

Geht es nach ganzheitlich orientierten Therapeuten, so kann ein ausgeglichener Säure-Basen-Haushalt zu einem positiven Krankheitsverlauf verhelfen, denn im Umkehrschluss führt ein übersäuertes Milieu zu einer Verstärkung vieler Erkrankungen, auch der Endometriose.

So wie bei den meisten Endometriose-Patientinnen eine gestörte Darmflora vorliegt, so ist ebenfalls auffallend, dass der Körper meistens übersäuert und verschlackt ist. In der Regel hängen diese beiden Aspekte zusammen, denn in einem sauren Körpermilieu gedeihen Candidapilze am besten. Eine ganzheitliche Endometriosebehandlung sollte aus diesem Grund bei den meisten Patientinnen auch aus der Beseitigung des übersäuerten Milieus bestehen, da ansonsten vielfältige körperliche Störungen einschließlich der immer wiederkehrenden Candidapilze auftreten können.

Die lebenswichtige Bedeutung von einem ausgewogenen Säure-Basen-Verhältnis wird spätestens dann deutlich, wenn man sich vergegenwärtigt, dass im Körper fast sämtliche Stoffwechselprozesse in einem neutralen bis basischen Bereich stattfinden. Die Stoffwechselprozesse werden nämlich von Enzymen gesteuert, die extrem von einem basischen Milieu abhängig sind. Können jedoch die Enzyme aufgrund eines sauren Milieus ihre Funktionen nicht voll entfalten, so kann die Nahrung nicht verwertet werden, was zu einer fehlenden Bereitstellung von Energie führt. Aber auch Verdauungsstörungen wie Durchfall, Bauchschmerzen und Blähungen können aufgrund der fehlenden Enzyme entstehen.

Ursprünglich enthalten säurefördernde Nahrungsmittel nicht unbedingt Säuren, aber während des Verdauungsprozesses entstehen hieraus saure Substanzen. Das bedeutet, dass von Natur aus basische Produkte sauer verstoffwechselt werden können. Saure und basische Nahrungsmittel erkennt man nicht am Geschmack, also ob sie sauer schmecken oder nicht. Entscheidend ist vielmehr, ob sie im Körper säurebildend oder basenbildend sind.

Zu den sauren Lebensmitteln zählen alle tierischen Lebensmittel einschließlich Fisch, Geflügel und Wild, sowie Kaffee, Milcherzeugnisse einschließlich Käse, schwarzer Tee, Alkohol, Zucker, Kuchen, die meisten Getreidesorten und kohlensäureversetzte Getränke. Basenbildende Produkte hingegen bestehen hauptsächlich aus Obst und Gemüse, wobei Kartoffeln, Brokkoli, Zucchini, Blumenkohl, Karotten, Quinoa, Hirse und frische Kräuter die Grundlage bilden.

Um für einen ausgeglichenen Säure-Basen-Haushalt zu sorgen, kann man die naturbelassene Ernährung durch bestimmte mineralstoffhaltige Nahrungsergänzungsmittel hervorragend unterstützen.

Dass der Ausgleich des Säure-Basen-Haushaltes die wichtigste Säule und Grundregulation für unsere Gesundheit darstellt, haben vor vielen Jahrzehnten bereits verschiedene führende Ernährungswissenschaftler festgestellt wie z. B. Dr. Maximilian Bircher-Brenner, F.X. Mayr und Friedrich Sander. Sie weisen in ihren Ernährungskonzepten immer ganz entschieden auf die Wichtigkeit des Säure-Basen-Haushaltes als Fundament unserer Gesundheit hin.

Da der Körper für seinen Stoffwechsel auch Säuren benötigt, wäre es nicht zu empfehlen, seine Nahrung ausschließlich auf basenbildende Produkte aufzubauen. Das optimale Verhältnis für ein ausgewogenes Gleichgewicht liegt bei 80 Prozent Basenprodukten und 20 Prozent Säureprodukten. Mit dieser gesunden Ernährung schenkt man seinem Körper die sinnvollste Grundlage, um gesundheitlich vorzubeugen.

Eine Übersäuerung (Azidose) äußert sich nicht immer erst in chronischen Erkrankungen, sondern macht durchaus auch schon vorher auf sich aufmerksam, wie zum Beispiel durch immer wiederkehrende Infekte wie Lippenherpes, Ekzeme, Entzündungen, Gelenkbeschwerden, Müdigkeit, häufige Neuralgien, Sodbrennen, brüchige Haare und Nägel.

Immer häufiger ist zu beobachten, dass Therapien nicht zu dem erhofften Segen führen, den man sich von seinem Therapeuten versprochen hat. Bezeichnend ist es dann, wenn all diese Beschwerden mit alternativen und konventionellen Methoden erst in dem Moment zu einer durchgreifenden und anhaltenden Verbesserung führen, wenn ein ausgeglichener Säure-Basen-Haushalt geschaffen wird.

Das schulmedizinische Studium kennt diese Form der Übersäuerung leider nicht. Hier ist nur die Blutazidose bekannt, die aber nichts mit der latenten Azidose gemeinsam hat. Da die Naturheilkunde Krankheiten nach ihrem Ursachenprinzip betrachtet und nicht den Anspruch erweckt, nur die Symptome zu beseitigen, gehen immer mehr naturheilkundlich orientiere Therapeuten dazu über, die Entsäuerung als Basis jeder erfolgreichen Therapie in Behandlungen einzubeziehen.

Neben den diversen äußeren Einflüssen, mit denen der Körper mit Säuren überfrachtet wird, bildet der Körper auch selber ständig Säuren.

Bei der Zellatmung entsteht Kohlensäure, weitere Säuren sind Aminosäuren, Fettsäuren und Ketonsäuren. Und auch Blähungen und Verdauungsstörungen wie sie bei Endometriose häufig vorkommen, produzieren schädliche Säuren, die den Körper zusätzlich belasten.

Gerade bei Personen, die schon mehrere Therapien erfolglos ausprobiert haben, die in einer therapeutischen Sackgasse angekommen sind oder sogar noch weitere Symptome hinzubekommen haben, sollten unbedingt auf eine latente oder gar chronische Übersäuerung hin untersucht werden.

Die Bedeutung dieses Aspektes kann gar nicht groß genug herausgestellt werden. Der Säure-Basen-Haushalt bestimmt nämlich maßgeblich die körper-chemischen Grundregulationen und Stoffwechselvorgänge. Und erst wenn ein bestimmter pH-Wert vorhanden ist, können alle biologischen Abläufe reibungslos funktionieren.

Spätestens, wenn Sie als therapieresistent eingeordnet werden, kann eine basisch orientierte Ernährungsumstellung in Verbindung mit einer Entsäuerung segensreiche Wunder bewirken.

Erfahrungen zeigen immer wieder, dass man auf dieser Basis erfolgreich weitere Therapien aufbauen kann und homöopathische Anwendungen, Akupunktur, phytotherapeutische Maßnahmen und diverse andere Behandlungen nach einer Entsäuerung vom Körper wesentlich besser angenommen werden als im Zustand der Übersäuerung.

Besonders bei chronischen Erkrankungen wie der Endometriose, Morbus Crohn, Allergien, Rheuma, Tinnitus, Gelenkschmerzen, Krebs, Arthrose, Migräne, wiederkehrenden Bandscheibenvorfällen, grauem Star – also im Prinzip allen heutigen Zivilisationserkrankungen – ist es sehr zu empfehlen, den Körper nicht nur mit basenbildenden Nahrungsmitteln zu versorgen, sondern die angesammelten Säuren in Form von Schlacken aus dem Körper auszuleiten.

Um die angesammelten Säuren aus dem Körper auszuschleusen, eignen sich insbesondere Entsäuerungsbäder als Vollbad oder Fußbad. Aber auch in Basenlauge getränkte Körperwickel und Strümpfe, die mitunter über Nacht getragen werden, wirken sehr effizient. Eine ganz hervorragende Unterstützung der Entsäuerung erreicht man schließlich durch regelmäßiges Saunieren in einer klassischen Sauna oder durch das Besuchen einer Infrarotkabine.

Die Entsäuerung sollte während der ersten ca. 4 Monate sehr intensiv erfolgen und danach durch regelmäßige Anwendungen durchgeführt werden, um den Körper vor einer erneuten Säureüberfrachtung zu schützen. Damit die Entsäuerungsmaßnahmen rundum erfolgreich greifen können, ist es bei fast allen Patientinnen wichtig, gleichzeitig eine Darmsanierung durchzuführen, um den Candidapilz und die gestörte Darmflora zu beseitigen.

Die Bemühungen werden schließlich belohnt, indem durch eine erfolgreiche Entsäuerung die aus dem Gleichgewicht geratenen Stoffwechselprozesse einschließlich des Hormonhaushaltes wieder einwandfreier funktionieren können.

Ernährung bei Endometriose

Mit einer gezielten Ernährung können viele gesundheitliche Probleme häufig sehr günstig beeinflusst werden. Man könnte fast sagen, dass dies bei hormonell bedingten Erkrankungen ganz besonders zutrifft. So weiß man mittlerweile, dass viele Endometriose-Patientinnen eher einen ungesunden Ernährungsstil pflegen, der aus zu vielen tierischen Lebensmitteln, Zucker, Weißmehlprodukten und Genussgiften wie Koffein, Alkohol und Nikotin besteht.

Bei ganzheitlich orientierten Medizinern steht eine ungesunde Ernährung im Verdacht, an der Entstehung von Endometriose beteiligt zu sein oder deren Krankheitsverlauf zumindest ungünstig zu beeinflussen. Und wenn sie so einen großen Einfluss auf das Krankheitsgeschehen hat, so ist es eigentlich logisch, dass durch eine entsprechende Ernährung auch der Verlauf der Erkrankung beeinflussbar sein müsste.

Zwar gibt es häufig auf Seiten der schulmedizinisch ausgerichteten Therapeuten die Meinung, dass es für Endometriose-Patientinnen keinerlei Diätvorschriften gäbe, aber dennoch ist es immer wieder erstaunlich, dass man durch eine gezielte Ernährung oftmals deutliche gesundheitliche Fortschritte erreichen kann.

Grundsätzlich gilt es bei einer Endometriose, die Ernährung auf eine ausgewogene und vollwertige Ernährung umzustellen. Die Intensität der Vollwertkost ist dabei davon abhängig, inwieweit derartige eigentlich gesunde Nahrungsmittel überhaupt vertragen werden. Denn bei vielen

Menschen ist der Verdauungstrakt überhaupt nicht in der Lage, umfangreiche Vollwertkost zu verdauen. Blähungen und Bauchschmerzen sind dann häufig die Folgen, sodass eine vermeintlich gesunde Ernähungsweise genau das Gegenteil erreicht.

Zugunsten vegetarischer Ernährung sollte der Verzehr von tierischem Eiweiß eingeschränkt werden. Tierisches Eiweiß einschließlich Milchprodukten überfrachtet den Körper mit Arachidonsäure, die nicht nur zu einer Übersäuerung des Körpers beiträgt, sondern auch Entzündungen und Schmerzen verstärken kann.

Auch das Vermeiden von histaminhaltigen Lebensmitteln wirkt sich meistens positiv auf den Krankheitsverlauf aus. Im Allgemeinen sollten die Nahrungsmittel naturnah und möglichst frei von Konservierungs- und Farbstoffen sein.

Besonders wenn auf Milchprodukte und Nahrungsmittel mit einem hohen Zuckeranteil verzichtet wird, hat dies allein schon bei vielen Patientinnen einen enormen positiven Einfluss auf den Gesundungsprozess. Durch pflanzliche Faserstoffe wird die regelmäßige Darmentleerung unterstützt, was sich günstig auf die häufigen Verdauungsprobleme auswirkt. Gründliches Kauen und eine ausreichende Flüssigkeitsaufnahme sind weitere wichtige Aspekte einer verträglichen Ernährung.

Da einige Gemüse- und Obstsorten über hormonmodulierende Eigenschaften verfügen, die sich auf die Endometriose positiv auswirken können, sollte man die Ernährung beispielsweise mit Sojaprodukten, Kohlarten, Granatäpfeln und Leinsamen ergänzen.

Besonders Leinsamen kann aufgrund mehrerer Aspekte begünstigend wirken, denn er beruhigt durch die enthaltenen Schleimstoffe nicht nur das Endometriosegewebe, sondern sorgt auch für eine problemlosere und regelmäßigere Verdauung.

Ergänzt wird die gesunde Ernährungsweise durch hochwertige Pflanzenöle wie beispielsweise Leinöl, Arganöl und Nüsse, sofern man diese verträgt. Denn bei jeglicher Ernährung ist es enorm wichtig, die individuellen Nahrungsmittel-Allergien und -Intoleranzen zu berücksichtigen. Lesen Sie hierzu das nachfolgende Kapitel ‚Endometriose und Nahrungsmittelintoleranzen'.

Achten Sie bei Ihrer Ernährung auch auf folgende Aspekte:

- Vermeiden Sie raffinierten Zucker, da er nicht nur zu einer Vielzahl von gesundheitlichen Problemen führt, sondern außerdem auch als Vitaminräuber agiert.

- Vermeiden Sie Lebensmittel mit chemischen Zusatzstoffen. Insbesondere E-Nummern sollten gemieden werden, da diese häufig auf Schimmelpilzbasis hergestellt werden und sich ungünstig auf die Darmflora auswirken.

- Verzichten Sie auf Lebensmittel, die Glutamat enthalten. Dieses wird nicht nur in den meisten chinesischen Restaurants verwendet, sondern auch in sehr vielen Fertigprodukten, insbesondere in Fertigsaucen. In Tierversuchen konnte ein Zusammenhang zwischen Glutamat und Fettleibigkeit festgestellt werden. Außerdem ist es bekannt dafür, dass es neurotoxisch wirkt und die Krebsentstehung fördern kann.

- Ernähren Sie sich intensiv mit frischem Obst und Gemüse. Wenn Ihr Darm in der Lage ist, Rohkost zu verdauen, sollten Sie diese aufgrund wertvoller Enzyme in Ihre Ernährung integrieren.

- Vermeiden Sie lektinhaltige Lebensmittel wie Erdnüsse, rohe Getreidekörner und rohe Bohnen. Lektine gelten als darmschädigend und natürliche Giftstoffe.

- Achten Sie darauf, dass Sie Transfette vermeiden, weil der Körper diese industriell gehärteten Fette nur schwer verarbeiten kann. Diese sind überwiegend in frittierter Ware enthalten, aber auch in Fastfood, Margarine und Fertigprodukten.

- Wenn Sie von einer Laktoseintoleranz betroffen sind und Milchprodukte meiden, schützen Sie sich durch die Einnahme von Kalzium und Vitamin D vor einer Reduzierung Ihrer Knochendichte.

Endometriose und Nahrungsmittelintoleranzen

Ein vielfach unterschätztes Thema im Zusammenhang mit Endometriose ist der Bereich der Allergien. Dabei spielen die klassischen Allergien, die der Allergologe meint, nur eine vergleichsweise untergeordnete Rolle. Wesentlich häufiger führen so genannte maskierte Allergien oder auch als Nahrungsmittel-Intoleranzen bezeichnete Reaktionen auf bestimme Lebensmittel zu zahlreichen Symptomen und einer besonderen Belastung des Immunsystems sowie des Verdauungstraktes.

Häufig stellen die Patientinnen im Laufe ihrer Erkrankung meistens durch eigenes Beobachten fest, dass ihnen bestimmte Nahrungsmittel Probleme bereiten. Doch leider wird ihnen von ihren Therapeuten häufig nicht vermittelt, dass es sich hierbei um Nahrungsmittelintoleranzen handeln könnte.

Denn dieses ist ein Thema, das erst ganz langsam in den niedergelassenen Praxen Berücksichtigung findet. Dabei könnten gerade die Abklärung eventuell vorliegender Nahrungsmittelintoleranzen und das anschließende Meiden der unverträglichen Lebensmittel häufig zu einer deutlichen Verbesserung der gesamten gesundheitlichen Situation führen.

So wie die allgemeinen Symptome aufgrund der Endometriose unterschiedlich ausgeprägt auftreten, so machen sich auch die Nahrungsmittel-Unverträglichkeiten bei jedem Betroffenen anders bemerkbar. Diese äußern sich durch diverse Beschwerden wie Juckreiz, Schweißausbrüche, Blähungen, Koliken, Ekzeme, Atemnot und viele andere und treten meist zeitlich verzögert nach dem Verzehr von bestimmten Lebensmitteln auf.

Viele dieser Beschwerden können auch durch die Endometriose auftreten, sodass es teilweise schwierig ist festzustellen, ob sie nun von der Endometriose herrühren oder durch unverträgliche Nahrungsmittel ausgelöst werden.

Was sind Nahrungsmittelintoleranzen?

Sie sind sehr oft die Ursache für ungeklärte, langjährige Gesundheitsstörungen. Experten gehen mittlerweile davon aus, dass mindestens 40% der Bevölkerung von Nahrungsmittelintoleranzen betroffen sind. (Quelle: British Allergy Foundation). In den USA wird die Diagnostik von Nahrungsmittel-Allergien und -Intoleranzen bereits seit den 1960-er Jahren intensiv betrieben. Dort geht man aufgrund der langjährigen Erfahrungen davon aus, dass sogar 50% der Bevölkerung mit Intoleranzen und Allergien auf Lebensmittel reagieren.

In Deutschland wissen nur die wenigsten Betroffenen von ihren Nahrungsmittelintoleranzen und leiden oft viele Jahre lang unter unerklärlichen Beschwerden, für die keine Ursache zu finden ist. Jahrelange Ärzte-Odysseen sind dabei keine Seltenheit. So hat die bekannte Ernährungsberaterin Liz Tucker in ihrem Buch ‚Wenn du ja sagen willst, aber dein Körper nein sagt', festgestellt, dass einer der relevantesten Hinweise auf eine Nahrungsmittelintoleranz ein chronischer Zustand sein kann, der behandlungsresistent zu sein scheint.

Gerade der nicht mehr übersehbare Anstieg der chronischen Erkrankungen bedarf mehr Ursachen- als Symptomforschung. Für Endometriose gilt dies in ganz besonderem Maße. Denn gerade Untersuchungen auf Nahrungsmittel-Intoleranzen können für viele Betroffene eine deutliche Steigerung der Lebensqualität bedeuten.

Nahrungsmittelintoleranzen stehen im Verdacht, über 100 Symptome auslösen zu können. Diese betreffen jeden Bereich des Körpers und verursachen ganz unterschiedliche Beschwerden wie beispielsweise Blasenentzündung, Darmkoliken, chronische oder bleierne Müdigkeit oder Depressionen. Auch die Entstehung der Endometriose steht in diesem Zusammenhang in der Diskussion.

Die Symptome treten zeitverzögerter auf als bei klassischen Allergien, bei denen sich nämlich Sofortreaktionen zeigen. Man unterscheidet zwischen Pseudoallergien und enzymbedingten Nahrungsmittelintoleranzen (Enzymopathien). Häufig werden diese Begriffe nicht deutlich abgegrenzt, sodass die enzymbedingten Intoleranzen oft zwar als Pseudoallergien bezeichnet werden, aber eigentlich zu den Enzymopathien gehören.

Die enzymbedingten Intoleranzen kommen am häufigsten vor. Zu ihnen zählen die Laktose-, Fructose-, Histamin-, Saccharose-, Sorbit- und Galactose-Intoleranz. Ursache dieser Intoleranzen ist ein Enzymmangel oder Enzymdefekt. Durch das Fehlen der jeweiligen Enzyme ist es für die

Betroffenen nicht möglich, bestimmte Nahrungsbestandteile zu verdauen.

Schätzungen gehen davon aus, dass etwa zwei Prozent der Bevölkerung eine Histaminintoleranz haben, fünfzehn Prozent leiden an einer Laktose-Intoleranz und zwanzig bis dreißig Prozent an einer Fructoseintoleranz.

Wenn man von diesen Zahlen ausgeht, scheinen Nahrungsmittel-Intoleranzen zu den Volkskrankheiten zu gehören, die auf dem Vormarsch sind. Und sie stehen häufig in einem Zusammenhang chronischen Krankheiten. Dabei vermuten Fachleute, dass die Dunkelziffer derzeit noch sehr hoch ist, weil bei vielen Betroffenen die Intoleranz aus Unwissenheit nicht untersucht wird. Das heißt nicht, dass es den betroffenen Personen gut geht und sie sich gesund fühlen. Es bedeutet vielmehr, dass sie sich oft sehr quälen, sie in ihrer Lebensqualität deutlich eingeschränkt sind und sie in ihrer Verzweiflung von einem Therapeuten zum nächsten eilen. Doch aufgrund der großen Unkenntnis bleiben die Intoleranzen oftmals unentdeckt.

Die klinischen Symptome von Nahrungsmittelintoleranzen sind häufig den Nahrungsmittelallergien zum Verwechseln ähnlich, sodass es anfangs sehr aufwendig ist herauszufinden, welche der beiden Erkrankungen tatsächlich vorliegt. Die Symptome äußern sich in beiden Fällen mit identischen Beschwerden wie Verdauungsproblemen, Kopfschmerzen, Müdigkeit, Atembeschwerden, Hautausschlägen und vielen mehr. Und da viele dieser Beschwerden auch in Verbindung mit der Endometriose auftreten, wird keine weitere Ursachenforschung hinsichtlich unverträglicher Nahrungsmittel unternommen.

Die Diagnose von Allergien ist wesentlich einfacher zu stellen als die von Unverträglichkeiten, denn bei Nahrungsmittelallergien liegt ein immunologischer Mechanismus zugrunde. Der Organismus bildet Antikörper gegen die allergieauslösenden Stoffe und es findet eine Sensibilisierung statt. Dies ist anhand von IgE-Test ganz einfach festzustellen.

Bei Intoleranzen hingegen ist dies nicht der Fall, aber es werden ohne Beteiligung der Antikörper ebenfalls Botenstoffe freigesetzt. Und diese verursachen schließlich die gleichen Beschwerden wie die Antikörper bei klassischen Allergien. Nahrungsmittel-Intoleranzen werden auch als nicht-immunologisch bedingte Nahrungsmittel-Unverträglichkeiten bezeichnet.

Aufgrund der fehlenden Antikörper bei Intoleranzen fallen die klassischen Allergietests beim Vorhandensein von Intoleranzen unauffällig aus: Der Spiegel des Antikörpers IgE im Blut ist nicht erhöht und auch bei Hauttests (z. B. Pricktests) treten keine Reaktionen auf. Diese Tests sind Standarduntersuchungen, die bei Allergien mit Sofortreaktionen sinnvoll eingesetzt werden, aber bei Intoleranzen keinerlei Aussagekraft besitzen, sondern vielmehr zu Verwirrungen führen.

Das alles bedeutet allerdings nicht, dass Personen mit Intoleranzen weniger krank sind als die Allergiker. Häufig geht es ihnen sogar noch deutlich schlechter, weil die Diagnosen nicht gestellt werden und die Betroffenen somit wesentlich längere Leidenswege durchlaufen. So sind es keine Einzelfälle, dass die Betroffenen mitunter jahrelang herumdoktern und nicht wissen, welche Ursachen für ihre Beschwerden verantwortlich sind.

So kommt es leider sehr oft vor, dass Therapeuten zwar auf Allergien hin untersuchen, aber nicht auf Intoleranzen. Bei einem negativen Allergietestergebnis wird dann leider sehr oft der fatale Trugschluss gezogen, dass der Patient doch mehr ein Hypochonder sei oder alle Symptome psychische Ursachen hätten. Dabei sollte insbesondere bei unspezifischen Magen- und Darmbeschwerden an Nahrungsmittel-Intoleranzen gedacht werden.

So wie Allergiker häufig unter mehreren Allergien leiden, so sind auch Personen mit Unverträglichkeitsreaktionen sehr oft von mehreren der vier Nahrungsmittelintoleranzen betroffen. Sehr häufig ist die Kombination Laktose- und Fructoseintoleranz anzutreffen.

Man geht davon aus, dass 75% der Personen mit einer Laktoseintoleranz auch Unverträglichkeiten gegenüber Fructose haben. Aber auch die Kombinationen Fructose- und Histamintoleranz oder Laktose- und Histaminintoleranz sind keine Seltenheit.

Und dann gibt es noch einige Betroffene, die gleichzeitig alle drei oder vier Intoleranzen haben und völlig verzweifeln, weil sie kaum noch wissen, was sie essen können. Nicht nur, dass es dann sehr schwierig ist, noch einen schmackhaften Speiseplan aufzustellen, vielmehr besteht die Gefahr, dass der Körper nicht mehr ausreichend mit den lebensnotwendigen Nährstoffen versorgt werden kann und gesundheitliche Folgeschäden entstehen. Auch die Entometriose würde unter derartigen Umständen stark begünstigt.

Obwohl Intoleranzen auf Histamin, Fructose und Gluten wesentlich häufiger vorkommen als eine Laktoseintoleranz, werden diese viel seltener diagnostiziert. Fructoseintoleranz wird mit einem H2-Atemtest festgestellt, Histamin- und Glutenintoleranzen können anhand spezifischer Blutuntersuchungen diagnostiziert werden.

Die häufigsten Verdauungsprobleme, die aufgrund eines Enzymmangels entstehen, sind:

Laktose-Intoleranz

Laktose ist ein natürlicher Zucker, der in der Milch von Säugetieren vorkommt. Dieser so genannte Milchzucker wird von dem Enzym Laktase verdaut. Wenn zu wenig Laktase vorhanden ist, kann eine Laktose-intoleranz entstehen. Bei Kindern unter zwei Jahren wird die meiste Laktase gebildet, aber auch fast alle Europäer im Erwachsenenalter mit weißer Hautfarbe produzieren in der Regel ausreichende Mengen an Laktase. In anderen ethnischen Gruppen kommt Laktoseintoleranz viel häufiger vor. Man geht davon aus, dass ungefähr 75% der Afrikaner mit dunkler Hautfarbe und 90% der Asiaten von einem Laktasemangel betroffen sind.

Symptome bei einer Laktoseintoleranz sind Magenkrämpfe, Blähungen und manchmal Durchfall.

Histamin-Intoleranz

Diese Intoleranz kommt viel häufiger vor als allgemein bekannt. Die Intoleranz entsteht aufgrund des fehlenden Enzyms Diaminoxidase (DAO). Eine Histaminintoleranz macht sich bemerkbar, wenn man nach dem Verzehr fermentierter Lebensmittel mit Symptomen reagiert. Insbesondere Nahrungsmittel wie Hefe, Sauerkraut, Schokolade, Tomaten, Rotwein, Salami, Parmesan und nicht fangfrischer Fisch werden nicht vertragen.

Eine Histamintoleranz ist bei sehr vielen Hautpatienten zu beobachten. Besonders bei Neurodermitis und Psoriasis sollte eine mögliche Histamin-intoleranz unbedingt abgeklärt werden. Bei vielen Hautpatienten bessern sich die Symptome sehr deutlich, sobald auf histaminhaltiges Essen verzichtet wird.

Fructose-Intoleranz

Eine weitere Unverträglichkeit ist die aufgrund des fehlenden Enzyms Fructose-1-phosphate aldolase auftretende Fructoseintoleranz. Hierbei kann Fruchtzucker nicht verdaut werden. Man unterscheidet zwischen einer erworbenen und einer ererbten Variante. Letztere kommt vergleichsweise selten vor und wird fast immer schon in den ersten Lebensmonaten diagnostiziert. Sie bleibt lebenslänglich bestehen, während die erworbene Fructoseintoleranz in ihrer Ausprägung geringer werden kann oder mitunter sogar gänzlich verschwindet.

Erste Hinweise sind gegeben, wenn Sie bei dem Verzehr von Obst mit Verdauungsstörungen reagieren. Dies kann ein sehr deutlicher Hinweis auf eine Unverträglichkeit von Fruchtzucker sein. Fructose ist mittlerweile in vielen Fertiggerichten, Arzneimitteln und Alltagslebensmitteln enthalten, sodass man hier unbedingt das Kleingedruckte lesen muss.

Kaseinintoleranz

Kasein ist das Protein der Kuhmilch und der Hauptgrund, warum Milchallergie die am häufigsten auftretende Allergie in der Kindheit ist. In England sind bis zu 7% der Kinder betroffen, von denen einige allerdings nicht auf das Kasein, sondern auf die Molke in nichtpasteurisierter Milch reagieren.

Die auftretenden Symptome schließen Hautausschlag, Durchfall, Magenkrämpfe und Übelkeit ein.

Auffallend ist, dass viele Endometriose-Patientinnen keine Milchprodukte vertragen. Wenn dies nicht auf eine Laktoseintoleranz zurückzuführen ist, könnte möglicherweise die Kaseinintoleranz der Grund hierfür sein.

Das sollten Sie auch noch wissen:

Die Menge der symptomauslösenden Nahrungsmittel bei Intoleranzen ist individuell unterschiedlich. Bei einer Person kann schon ein Stückchen Schokolade zu Beschwerden führen, bei dem anderen Betroffenen reagiert der Körper erst nach dem Verzehr von zwei ganzen Schokoriegeln.

Zusätzlich zu den enzymbedingten Nahrungsmittelintoleranzen gibt es außerdem häufig noch Nahrungsmittel-Unverträglichkeiten auf einzelne Lebensmittel, die mittels eines IgG-Tests aufgedeckt werden können. Hierdurch kann die Intoleranz auf einzelne Lebensmittel diagnostiziert werden. Auch wenn in Deutschland die Akzeptanz dieser Testverfahren zu wünschen übrig lässt, sind diese Tests in englischsprachigen Ländern quasi an der Tagesordnung und haben schon vielen Betroffenen zu einer deutlichen Verbesserung der Lebensqualität verholfen. Auch diese Intoleranzen lassen sich nicht mit den klassischen IgE-Allergietests aufdecken!

Für eine erfolgreiche Endometriose-Therapie ist es unbedingt empfehlenswert, die unverträglichen Nahrungsmittel zu identifizieren und anschließend über einen längeren Zeitraum hinweg zu meiden. So werden das Immunsystem und der Verdauungstrakt entlastet.

Weitere Informationen lesen Sie in den Büchern ‚Nahrungsmittelintoleranzen' (www.Nahrungsmittelintoleranzen.info), Fructoseintoleranz' (www.Fructoseintoleranz-Tipps.de) und ‚Histaminintoleranz' (www.Histaminintoleranz-24.de) von Sigi Nesterenko.

Kinderlosigkeit und Behandlung von Unfruchtbarkeit

Endometriose ist nicht nur eine lästige, schmerzhafte und chronische Erkrankung, sondern sie kann auch die Familienplanung stark beeinträchtigen. Derzeit geht man davon aus, dass immerhin bei ca. 50% der Betroffenen ungewollte Kinderlosigkeit aufgrund der Endometriose auftritt. Hierdurch kommt es nicht nur zu einer zusätzlichen körperlichen Belastung der Frauen, sondern außerdem auch zu einer psychischen, die oftmals auch eine große Herausforderung an den Partner stellt.

In vielen Fällen ist es gerade die ungewollte Kinderlosigkeit, die überhaupt erst zur Diagnose der Endometriose führt. Wenn es nämlich darum geht, medizinische Aspekte der Unfruchtbarkeit herauszufinden, führt der Weg oft über eine Bauchspiegelung, während der oftmals dann die bisher unentdeckte Endometriose festgestellt wird.

Endometriose kommt bei unfruchtbaren Frauen wesentlich häufiger vor als bei Frauen, die keine Sterilitätsprobleme aufweisen. Trotz dieses auffallenden Zusammenhangs ist die Endometriose im Umkehrschluss jedoch keine sichere Verhütungsmethode. So sind die meisten an Endometriose erkrankten Frauen trotz der Erkrankung in der Lage, schwanger zu werden. Dies gilt insbesondere dann, wenn die Endometriose nur leicht oder mittelschwer ausgeprägt ist. In diesen Fällen geht man davon aus, dass ca. 70% der betroffenen Frauen innerhalb von 3 Jahren schwanger werden, ohne dass eine dahingehende Behandlung erforderlich wäre. Die Unfruchtbarkeit ist also hauptsächlich ein Thema bei einer stark ausgeprägten Endometriose.

Warum es durch die Endometriose zu einer verminderten Fruchtbarkeit kommt, ist nicht vollständig geklärt. Vermutungen gehen dahin, dass einerseits hormonelle Aspekte ausschlaggebend sind, aber auch anatomische Gründe vorliegen können.

Durch die Endometriose kann es zu Störungen der Eileiter, Eierstöcke sowie dem umgebenden Bauchfell kommen. Durch ausgeprägte Verwachsungen und Vernarbungen im Becken können unter anderem die anatomischen Strukturen der Eierstöcke und somit der Transport der Eier beeinträchtigt werden. Hierdurch kann der Eisprung verhindert oder die Embryowanderung gestört werden. Der Eisprung kann schließlich auch durch Verklebungen der Eierstöcke oder Eileiter beeinträchtigt werden.

Aufgrund der Endometriose können allerdings auch hormonelle Verschiebungen auftreten, die ebenfalls zu einer Beeinträchtigung der Fruchtbarkeit führen. Auch die Möglichkeit, dass es durch Entzündungen zur Entstehung von Zytokinen kommt und der Reifungsprozess der Eizelle ungünstig verläuft, wird als Ursache der Endometriose-bedingten Unfruchtbarkeit in Erwägung gezogen. Denkbar sind schließlich auch biochemische Prozesse, die die Verschmelzung von Eizelle und Samen unmöglich machen. In diesen Fällen führt man die Ursache auf die ständigen Gewebeentzündungen zurück, die durch biochemische Faktoren dazu führen, dass die Befruchtung der Eizelle beeinflusst wird.

Kommt es aufgrund der Endometriose schließlich zur Bildung von Zysten in den Eierstöcken, so kann ein Eisprung erst gar nicht stattfinden. Und schließlich kann auch das überschießende Immunsystem durch nicht angebrachte Abwehrreaktionen dazu führen, dass dieses das befruchtete Ei als Fremdkörper identifiziert und eine Einnistung in der Gebärmutter unterbindet.

So vielfältig die Ursachen der Unfruchtbarkeit sind, so vielseitig und individuell sind schließlich auch die jeweiligen Behandlungsmöglichkeiten.

Trotz dieser vielfältigen Einschränkungsmöglichkeiten, die zu einer verminderten Fruchtbarkeit führen können, gibt es dennoch bei vielen betroffenen Frauen die Perspektive, irgendwann schwanger zu werden. Die besten Chancen auf dem natürlichen Weg bestehen dann, wenn zumindest noch ein Eileiter durchgängig ist. Und je frühzeitiger die Endometriose erkannt und behandelt wird, desto besser sind die Aussichten auf Erfolg.

Dennoch gehen die meisten Ärzte davon aus, dass ein operativer Eingriff Vorrang haben sollte vor einer medikamentösen Behandlung, wenn es darum geht, die Fruchtbarkeit zu verbessern. Dabei werden nicht nur die Endometrioseherde entfernt, sondern möglicherweise auch die Funktionstüchtigkeit von Eileitern und Eierstöcken wiederhergestellt.

Allein eine Operation ermöglicht also in vielen Fällen eine schnelle Schwangerschaft. In Einzelfällen kann es allerdings notwendig sein, einen operativen Eingriff mit einer künstlichen Befruchtung zu kombinieren.

Wenn der Kinderwunsch noch nicht aktuell zum Zeitpunkt der Operation besteht, kann es sinnvoll sein, direkt nach der Operation die Antibabypille zur Verhinderung oder Verzögerung von neu entstehenden Endometrioseherden einzunehmen.

Grundsätzlich ist es für die Fruchtbarkeit förderlich, einen gesunden Lebensstil zu führen. Dieser sollte aus einer gesunden Ernährung, kombiniert mit gezielten Nahrungsergänzungsmitteln wie beispielsweise Folsäure, bestehen. Durch die Einnahme von Enzymen kann die Entstehung von weiteren Verwachsungen reduziert werden.

Auf Genussgifte wie Koffein, Alkohol und Nikotin sollte unbedingt verzichtet werden. Sie setzen nicht nur die Fruchtbarkeit herab, sondern führen häufig zu Schädigungen des Embryos im frühen Stadium der Schwangerschaft.

Eine ungewollte Kinderlosigkeit gehört in die Hand von erfahrenen Medizinern. In spezialisierten Therapiezentren kann vielen Frauen zu einem erfüllten Kinderwunsch verholfen werden.

Nach einer erfolgreichen Endometriose-Therapie wird bei ca. 80% der Frauen bereits innerhalb eines Jahres eine Schwangerschaft möglich.

Schwangerschaft – die besondere Herausforderung bei Endometriose

Das Thema Schwangerschaft tangiert die Endometriose-Patientinnen in mehreren Bereichen. Nicht nur, dass es für viele betroffene Frauen schwierig ist, bedingt durch die Endometriose überhaupt schwanger zu werden oder zu bleiben, sondern auch der Einfluss der Schwangerschaft auf den Verlauf der Endometriose ist ein wichtiger Aspekt.

Noch bis vor wenigen Jahren wurde eine Schwangerschaft als natürliche Heilmethode für Endometriose gesehen und sogar von einigen Ärzten empfohlen. Mittlerweile ist diese Empfehlung allerdings sehr in den Hintergrund gerückt. Zwar kann sich eine Schwangerschaft zumindest kurzfristig korrigierend auf die Endometriose auswirken, aber man hat inzwischen festgestellt, dass eine Schwangerschaft eben doch nicht zwangsläufig das langfristige Allheilmittel für eine Endometriose bedeutet. Denn viele Frauen entwickeln nach der Geburt erneute Endometrioseherde, die zu den altbekannten Symptomen führen.

Die kurzfristige positive Wirkung der Schwangerschaft entsteht dadurch, dass die Monatsblutung auf natürliche Weise für neun Monate ausbleibt. In dieser Zeit hat der Körper Zeit, die Endometrioseherde zu verringern, weil kein neues Blut oder Gewebe nachrückt, das den Heilungsprozess zurückwerfen könnte. Die Tatsache, dass die Herde am Ende der Schwangerschaft oftmals nicht mehr vorhanden sind, wurde mehrfach bei Kaiserschnittentbindungen beobachtet. Wenn zuvor bei diesen Patientinnen durch eine Bauchspiegelung eine Endometriose festgestellt wurde, so waren die Herde während des Kaiserschnittes nicht mehr feststellbar.

Doch bis es überhaupt so weit kommt, dass eine Schwangerschaft eintritt und diese erfolgreich beendet werden kann, durchlaufen Endometriose-Patientinnen oftmals einen langen Hindernisparcour. Dieser beginnt zunächst mit der großen Herausforderung, überhaupt schwanger zu werden. Und der nächste Schritt besteht anschließend darin, schwanger zu bleiben. Denn durch die Endometriose tragen die Patientinnen ein deutlich höheres Risiko von Fehlgeburten.

Hauptsächlich betrifft dies mögliche Eileiterschwangerschaften. Diese entstehen häufig auf der Basis von Verwachsungen und Verklebungen der Eileiter, die durch die Endometriose entstehen können.

Schließlich ist aber auch die Geburt mit gewissen Risiken verbunden, wenn die Endometrioseherde ungünstig liegen. Dies ist insbesondere der Fall, wenn sich die Herde zwischen dem Darm und der Scheide befinden und das Gewebe für den Geburtsvorgang nicht ausreichend dehnbar ist. Da es unter derartigen Voraussetzungen zu lebensbedrohlichen Situationen für die Mutter und ihr ungeborenes Kind kommen kann, werden bei vielen Endometriose-Patientinnen Kaiserschnitte bevorzugt.

Tipps für den Alltag

- Sorgen Sie für ein schadstoffarmes Zuhause, indem Sie auf lösungsmittelreduzierte Wandfarben achten, emissionsarme oder unbehandelte (Natur-) Teppiche verwenden, keine Schimmelpilzbildung zulassen, sich möglichst mit Naturholzmöbeln einrichten und den Parkettboden ölen anstatt lackieren.

- Aktivieren Sie Ihre Selbstheilungskräfte durch verschiedene naturheilkundliche Maßnahmen und regelmäßigen Sport.

- Verwenden Sie möglichst kein Plastikgeschirr und nutzen Sie zur Aufbewahrung Glas- anstatt Kunststoffbehälter.

- Schützen Sie sich durch schädliche Substanzen in Ihrem Trinkwasser, indem Sie einen Wasserfilter in Ihrer Küche installieren.

- Platzieren Sie Ihren Laserdrucker und Kopierer außerhalb Ihres Büros und durchlüften Sie die Räumlichkeiten regelmäßig.

- Verwenden Sie während der Menstruation statt Tampons lieber Binden, denn Tampons können Schmerzen und Krämpfe verstärken.

- Sorgen Sie für eine gesunde Ernährung auf der Basis von naturbelassenen Nahrungsmitteln.

- Sobald Sie eine Verschlechterung oder das Auftreten neuer Symptome feststellen, setzen Sie sich mit Ihrem Arzt in Verbindung. Besonders wenn Sie Schwierigkeiten beim Atmen oder Schmerzen im Bein beobachten, sollten Sie sofort Ihren Arzt informieren, da dies ein Hinweis auf ein Blutgerinnsel sein kann.

- Gehen Sie regelmäßig zu Kontrolluntersuchungen, um Medikamentennebenwirkungen und Folgeerkrankungen wie beispielsweise eine Reduzierung der Knochendichte zu überwachen.

- Auch wenn Sie Symptome feststellen, die Sie nicht in Ihrem Alltag beeinträchtigen, sollten Sie Ihren Arzt aufsuchen.

- Wenn Sie das Gefühl haben, mit der Krankheit überfordert zu sein, holen Sie ‚Hilfe von außen' wie beispielsweise durch den Kontakt zu einer Selbsthilfegruppe.

Selbsthilfegruppen – eine oft unterschätzte großartige Hilfe

Man ist nicht allein – das ist oft die erste Erkenntnis, die man gewinnt, wenn man sich einer Selbsthilfegruppe anschließt, in der man Gleichgesinnte trifft.

Der Erfahrungsaustausch mit ebenso erkrankten Menschen ist oft eine unvorstellbare Hilfe. Denn gerade bei einer Krankheit, über die niemand gerne spricht, bedeutet der Kontakt zu Gleichgesinnten eine wertvolle große Stütze.

Dies gilt umso mehr, wenn das ‚Aufgehobensein' auf ärztlicher Seite fehlt und es in der behandelnden Arztpraxis hauptsächlich um die ‚technische Abwicklung' der Krankheit geht. Aber auch als Ergänzung zur ärztlichen Beratung ist eine Selbsthilfegruppe äußerst wertvoll.

Menschen, die sich Selbsthilfegruppen anschließen, haben gemeinsam, dass sie sich mit Gleichgesinnten austauschen möchten, Ratschläge suchen und auch welche geben möchten. Selbsthilfe ist Geben und Nehmen, man teilt die Probleme und steht nicht mehr allein mit seinen Sorgen. Die wichtigste Voraussetzung zur Teilnahme ist der Wille, dass man sich selbst helfen möchte, denn nur mit Eigenverantwortung wird die Mitgliedschaft in einer Selbsthilfegruppe von Erfolg gekrönt sein.

Wenn Sie neu zu einer Gruppe stoßen, können Sie davon ausgehen, dass Ihre Leidensgenossen Ihnen schon einige Zeit an Erfahrung voraushaben. Sie kennen möglicherweise gute medizinische Tipps, können Ihnen wertvolle Adressen empfehlen und auf Ihre Probleme eingehen, wie kein anderer. Denn wer kann einen besser verstehen als jemand, der dieselben Probleme hat wie man selbst?

Ratschläge, die Sie in gut organisierten Gruppen erhalten, sind oft so wertvoll, dass Sie sich womöglich ärgern werden, den Schritt in eine Selbsthilfegruppe nicht schon viel eher vollzogen zu haben. Möglicherweise hätte Ihnen das viel Leid, Zeit und Geld erspart, wenn Sie das hier erlangte Wissen schon viel früher erhalten hätten.

Selbsthilfegruppen sind häufig sehr gut ausgestattet mit Informationsbroschüren, die Sie sonst woanders nur mühsam erhalten würden. Sie sind außerdem auch oft sehr gut informiert über neue wirksame Therapien, können Ihnen gute Tipps geben, wie man Nebenwirkungen am besten reduzieren kann, und welche Informationen im Umgang mit der Krankenversicherung und eventuell dem Rentenversicherungsträger wichtig sind.

Aus Erfahrung zeigt sich immer wieder, dass der Austausch mit Gleichgesinnten eine enorme Unterstützung sein kann. Denn bei den von ebenfalls an einer Endometriose erkrankten Personen können Sie sicher sein, dass diese eine ehrliche Meinung ohne weitere Interessen kundtun. Und außerdem erfahren Sie hier auch meistens ganz unverblümt und ehrlich, welche Therapieverfahren bei anderen Betroffenen geholfen haben, beziehungsweise nutzlos oder gar schädlich wirkten. Auch die hier erhältlichen Empfehlungen über gute Therapeuten und Kliniken sind mit Geld nicht zu bezahlen.

Oft thematisieren die Gruppen bestimmte Erkrankungen wie z. B. Endometriose, Rheuma, Diabetes, Krebs, Suchterkrankungen und viele mehr. Ob in Ihrer Nähe eine für Sie passende Selbsthilfegruppe existiert, erfahren Sie über das Gesundheitsamt Ihrer Stadt oder Ihres Kreises. Wenn Sie keine passende Gruppe in Ihrer Region finden, können Sie selbst auch die Initiative übernehmen und eine Gruppe gründen.

Vorbereitung für Ihren Arzttermin

Bei Verdacht auf eine gynäkologische Erkrankung ist zunächst Ihr Frauenarzt die erste Anlaufstelle. Er wird anhand verschiedener Diagnostikverfahren versuchen, die Ursache für Ihre gesundheitlichen Beschwerden herauszufinden.

Um eine sichere Diagnose einer Endometriose zu erhalten, wird in der Regel eine Bauchspiegelung durchgeführt, die stationär im Krankenhaus erfolgt.

Wie Sie sicherlich schon aus eigener Erfahrung wissen, ist die Zeit in den Arztpraxen als auch Krankenhäusern äußerst knapp. So ist man gut beraten, sich im Vorfeld möglichst intensiv auf Arzttermine vorzubereiten. Dies ermöglicht eine gezieltere Diagnostik und eine dementsprechend erfolgreichere Behandlung. Und Sie können außerdem sicherer sein, dass Sie auch wirklich alle Fragen beantwortet bekommen, wenn Sie sich gut auf Ihren Arztbesuch vorbereiten.

Machen Sie sich am besten vorher ein paar Notizen, die Sie zu Ihrem Termin mitnehmen. Denn in der Hektik und vielleicht auch in der Aufregung vergisst man dann schnell mal die eine oder andere Frage. Schreiben Sie zuerst die wichtigsten Fragen auf und setzen Sie die weniger wichtigen Notizen ans Ende Ihrer Auflistung. Denn falls die Zeit im Behandlungszimmer doch zu knapp sein sollte, bekommen Sie zumindest die wichtigsten Fragen beantwortet.

Und sollten Sie die eine oder andere Antwort nicht verstehen, so fragen Sie ungeniert nach. Scheuen Sie sich dabei nicht, auch mal nach der deutschen Übersetzung des medizinischen Fachjargons zu fragen. Denn was hilft es Ihnen, wenn Sie die Hälfte gar nicht verstehen, der Arzt es aber gar nicht bemerkt?

Je besser Ihre Liste vorbereitet ist, desto erfolgreicher und für Sie zufriedenstellender wird Ihr Arztbesuch verlaufen. Sollten Sie nicht in der Lage sein, eine Liste aufzustellen, bitten Sie einen Angehörigen oder guten Freund, dies für Sie zu übernehmen. Überlegen Sie auch, ob es für Sie eine sinnvolle Unterstützung sein könnte, denjenigen zum Arztbesuch mitzunehmen. Im Idealfall ist dies Ihr Partner, der dem Arzt Ihren Gesundheitszustand aus seiner Perspektive vermitteln kann. Hierdurch könnte er einen wertvollen Beitrag dazu leisten, Ihr Krankheitsbild genau aufzuschlüsseln.

Außerdem kann Ihr Partner Ihnen dabei behilflich sein, die vielen neuen Informationen, die Ihnen Ihr Arzt möglicherweise vermittelt, besser aufzunehmen. Denn man ist in so einer Situation leicht überfordert, vergisst wichtige Details oder nimmt einige Dinge überhaupt nicht wahr.

Wenn Ihr Arzt nicht viel Zeit hat, um Sie zufriedenstellend zu informieren, bitten Sie ihn um einen weiteren ausführlicheren Termin. Möglicherweise verfügt Ihr Arzt noch nicht über umfangreiche Erfahrungen mit der Endometriose.

Wenn Sie diesen Eindruck haben, fragen Sie ihn, welchen Kollegen er möglicherweise empfehlen kann.

Damit Sie sich auf Ihren Arzttermin vorbereiten können, nutzen Sie die folgende Auflistung:

- Fragen Sie die Arzthelferin ein paar Tage vor Ihrem Termin, ob bestimmte Vorbereitungen Ihrerseits erforderlich sind. Dies kann z. B. bedeuten, dass Sie nüchtern in der Praxis erscheinen oder bestimmte Medikamente kurzfristig nicht einnehmen sollen.

- Notieren Sie alle gesundheitlichen Beschwerden, auch wenn sie vordergründig gar nicht mit einer Endometriose in Zusammenhang zu stehen scheinen. Haben Sie häufig Kopfschmerzen, Konzentrationsstörungen oder sind Sie oftmals unerklärlich müde? Oder sind Sie ängstlich oder depressiv oder leiden unter Stimmungsschwankungen? Je genauer Sie Ihren gesundheitlichen Zustand beschreiben, desto hilfreicher sind Ihre Informationen für den Arzt.

- Notieren Sie alle Veränderungen, die Sie in letzter Zeit an sich beobachtet haben wie beispielsweise eine unerklärliche Gewichtszunahme, Hautveränderungen oder psychische Auffälligkeiten.

- Vermerken Sie, wann es zu Schmerzen im Unterbauch kommt und wie Ihre Menstruation verläuft. Hierbei interessiert den Arzt insbesondere, wie lang die Regelblutung andauert, wann die Schmerzen während des Zyklus auftreten und wie intensiv die Schmerzen sind.

- Sagen Sie dem Arzt, ob ein unerklärlicher unerfüllter Kinderwunsch besteht, auch wenn Sie nicht danach gefragt werden.

- Notieren Sie alle persönlichen Situationen, die für Sie in letzter Zeit eine große Belastung dargestellt oder eine einschneidende Veränderung Ihrer Lebenssituation mit sich gebracht haben.

- Erstellen Sie eine Liste mit allen Medikamenten und Nahrungsergänzungsmitteln, die Sie einnehmen. Notieren Sie auch, wie lange und in welcher Dosierung Sie diese bereits verwenden. Auch das Mitbringen der Beipackzettel kann hilfreich sein, um eventuelle Nebenwirkungen in Erfahrung zu bringen.

- Sprechen Sie Ihren Arzt auch darauf an, wie stark Sie sich physisch und psychisch durch die Krankheit in Ihrem Alltag eingeschränkt fühlen.

- Notieren Sie außerdem, wenn es in letzter Zeit zu Veränderungen in Ihrem Leben gekommen ist wie ein Wohnortwechsel, Trauerfall in der Familie oder Arbeitsplatzverlust. Gab es in diesem Zusammenhang Symptomverschlimmerungen?

- Haben Sie noch bestimmte Fragen an Ihren Arzt? Schreiben Sie jede Frage auf, denn Sie ärgern sich, wenn Sie zu Hause feststellen, dass Sie vergessen haben, eine Frage zu stellen.

Fragen, die für die Diagnostik und Therapie der Endometriose wichtig sein könnten, sind beispielsweise die folgenden:

- Welche Untersuchungen werden durchgeführt?
- Was hat möglicherweise meine Symptome verursacht?
- Unter welchen Umständen müssen meine Medikamente in ihrer Art und Dosierung angepasst werden?
- Ist es erforderlich, außerdem noch an einen Spezialisten wie beispielsweise einen Endokrinologen (Facharzt für Hormone) weitergeleitet zu werden?
- Welche Behandlungsmöglichkeiten gibt es?
- Gibt es Alternativen zu den klassischen Medikamenten, und sind diese verschreibungspflichtig?
- Welche Medikamente muss ich nehmen und wie lange?
- Wie wird kontrolliert, ob die vorgesehene Behandlung erfolgreich ist?
- Welche langfristigen Folgeerkrankungen können sich aus meinem derzeitigen gesundheitlichen Zustand entwickeln?
- Gibt es irgendwelche Anweisungen, die Ernährung umzustellen?
- Bei Kinderwunsch: Ist es trotz der Endometriose möglich, Kinder zu bekommen?
- Wie kann ich zum Gesundungsprozess selbst beitragen?
- Gibt es therapieunterstützende Maßnahmen, die man regelmäßig zu Hause durchführen kann?
- Wo kann man sich weiter über die Erkrankung informieren? Hat der Arzt Kontakt zu einer Selbsthilfegruppe oder kann er Broschüren aushändigen, damit ich mich weiter informieren kann?

Um ein umfassendes Bild von Ihnen zu bekommen, wird der Arzt auch diverse Fragen an Sie stellen. Lesen Sie hierfür die folgende Auflistung, sodass Sie schon gut vorbereitet sind.

- Wie äußern sich Ihre Symptome und wann haben Sie diese erstmals bemerkt?

- Wie haben sich diese Symptome im Laufe der Zeit verändert?

- Treten die Symptome ständig auf oder werden sie durch symptomfreie Episoden unterbrochen?

- Seit wann haben Sie welche Schmerzen? Treten Schmerzen bei der Blasen- oder Darmentleerung oder beim Geschlechtsverkehr auf?

- Haben oder hatten Sie Depressionen oder Stimmungsschwankungen?

- Hat sich Ihr Energielevel verändert oder gibt es immer wiederkehrende Stimmungsschwankungen?

- Sind Sie bereits in medizinischer Behandlung und aufgrund welcher Erkrankung?

- Welche sonstigen Erkrankungen liegen vor und welche Medikamente nehmen Sie dafür ein? Sind hierfür mögliche Nebenwirkungen bekannt?

- Sind Ihnen Blutvermengungen im Urin oder Stuhl aufgefallen?

Prognose

Leider ist der derzeitige medizinische Wissensstand derart, dass eine Endometriose als nicht vollständig heilbar gilt. In den meisten Fällen ist es allerdings möglich, dass die Beschwerden deutlich reduziert werden können.

Die Endometriose ist eine Erkrankung mit einem hohen Rezidivrisiko, insbesondere bei einem schweren Verlauf. Somit gilt die

Wahrscheinlichkeit, dass sich nach einer erfolgten Behandlung erneute Endometrioseherde bilden, als relativ hoch.

Aus diesem Grund wird von den meisten Ärzten empfohlen, nach der erfolgreichen und kompletten Entfernung der Endometrioseherde weiterhin Medikamente einzunehmen, die Hormone enthalten und die monatliche Regelblutung zurückhalten. Dies gilt derzeit als der beste Schutz vor einem Rückfall. Denn solange es keine Blutung im Bauchraum gibt, können auch keine erneuten Endometrioseherde entstehen. Das Problem dabei ist, dass man nicht zeitlich unbegrenzt Hormonpräparate einnehmen sollte, da im Laufe der Zeit unerwünschte Nebenwirkungen auftreten können.

Für eine erfolgreiche Endometriosebehandlung ist es wichtig, diese so individuell wie möglich anzusetzen und die Patientin bei dem Therapieentwurf einzubeziehen. Mittlerweile gibt es bundesweit sogenannte Endometriosezentren und Kinderwunsch-Kliniken bzw. - Praxen, in denen sehr erfahrene Endometriosespezialisten maßgeschneiderte Therapiekonzepte ermöglichen können.

Wenn die Endometriose hormonabhängig ist, wird die Erkrankung mit dem Beginn der Wechseljahre beendet. Dies ist für viele Betroffene eine mitunter noch sehr langfristige, aber trotzdem beruhigende Perspektive.

Grundsätzlich ist die Endometriose in vielen Bereichen immer noch eine Erkrankung mit vielen Fragezeichen, die an die Forschungsabteilungen noch viele Herausforderungen stellt. Viele der derzeit von der klassischen Medizin angebotenen Behandlungsmethoden erbringen leider bei vielen Betroffenen langfristig gesehen nicht die erwünschten Ergebnisse – nämlich dass die Endometriose bereits vor dem Eintritt der Wechseljahre erfolgreich beseitigt werden kann. Immerhin kommt es derzeit bei ca. einem Drittel der Patientinnen trotz langfristiger Hormoneinnahmen und operativer Entfernung der Endometrioseherde zur erneuten Bildung.

Und auch die Tatsache, dass in Einzelfällen eine Entfernung der Eierstöcke oder Gebärmutter als die einzig wirksame Option herhalten muss, um die Patientin von einer schwerwiegenden Endometriose zu befreien, kann keine befriedigende Lösung sein.

Auch die Erkenntnis, dass die Endometriose aufgrund der genetischen Veranlagung an die folgenden Generationen weitergegeben werden kann, stellt einen medizinischen Bereich dar, der noch viel Forschungsarbeit einfordert.

Nicht vergessen darf man außerdem, dass es in Einzelfällen zur Mutation der Endometrioseherde hin zu bösartigen Tumoren kommen kann oder diese Herde Krebs auslösen können. Geht es nach einer schwedischen Studie der Karolinska University Hospital in Stockholm, so besteht bei der Endometriose ein erhöhtes Risiko von Eierstockkrebs, Brustkrebs, Schilddrüsenkrebs und Nierenkrebs. Allerdings geschieht dies nach derzeitigen Erkenntnissen nur sehr selten (bei ca. 1% der Betroffenen).

Als einer der vielversprechendsten Ansätze erscheinen die Aspekte der Umweltmedizin zu sein, indem die Vermeidung von Schadstoffen eine wesentliche Basis für die Gesundung bedeutet. Im Interesse der Patientinnen sollte dieses Thema viel mehr in die Behandlungskonzepte einfließen als es bisweilen geschieht.

Häufige Fragen

Woher kommt der Name Endometriose?

Der Name kommt aus dem Griechischen und steht für endo = innen und metra = Gebärmutter.

Was passiert mir, wenn ich keine Medikamente einnehme?

Da der Verlauf der Erkrankung sehr individuell ist, kann dies nicht pauschal beantwortet werden. Wenn Sie die verordneten Medikamente nicht vertragen, fragen Sie Ihren Arzt, ob in Ihrem Fall eventuell (vorübergehend) auf eine Medikamenteneinnahme verzichtet werden kann. Lassen Sie sich aber auch erklären, welche möglichen Folgen eintreten können, wenn auf die Medikamente verzichtet wird. Vielleicht kann das verordnete Medikament in einer niedrigeren Dosierung verabreicht werden.

Was ist die Ursache einer Endometriose?

Die Wissenschaft ist sich bei der Beantwortung der Frage nach der Entstehung der Endometriose nicht 100%-ig sicher, aber alles weist darauf hin, dass es für die Entstehung nicht nur eine einzelne Ursache gibt. Vielmehr scheint es ein Zusammenspiel verschiedener Faktoren zu geben.

Wie lange muss ich Hormone einnehmen?

Wie lange die Einnahme von Hormonen erforderlich ist, hängt von der Entwicklung der Erkrankung ab und kann nicht allgemein gültig vorausgesagt werden. Während sich bei einigen Patienten die Endometriose ohne jegliche Behandlung aushalten lässt, sind andere hingegen auf die regelmäßige Hormon- und Schmerzmitteleinnahme angewiesen.

Was kann man selbst tun?

Vermeiden Sie zusätzliche gesundheitsschädliche Substanzen und sorgen Sie für eine gesunde Lebensführung in Form von regelmäßiger Bewegung, Stressreduzierung, ausgewogener Ernährung und ausreichendem Schlaf.

Muss ich das Rauchen aufgeben?

Als eine (mit-) auslösende Ursache der Endometriose gilt das Einwirken von Schadstoffen. Um den Körper nicht noch weiter zu belasten, sollte das Rauchen eingestellt werden.

Wie weiß ich, ob meine Endometriose einen schweren Verlauf nehmen wird?

Grundsätzlich lässt sich ein Verlauf der Endometriose nie voraussagen.

Gibt es Präparate aus der Naturheilkunde?

Es gibt einige flankierende Maßnahmen wie die Homöopathie, orthomolekulare Medizin, Traditionelle Chinesische Medizin (TCM) und die Phytotherapie, die die schulmedizinische Behandlung unterstützen können.

Welche Komplikationen können auftreten?

Verwachsungen und Verklebungen an den Eierstöcken können deren Durchgängigkeit beeinträchtigen und zu ungewollter Kinderlosigkeit, Eileiterschwangerschaften und Funktionsstörungen des Darms führen.

Wie gefährlich ist eine Endometriose?

Endometriose ist eine chronische, aber keine lebensbedrohliche Krankheit.

Adressen

Mittlerweile gibt es bundesweit Kliniken und Praxen, die sich schwerpunktmäßig mit der Endometriose beschäftigen. In diesen so genannten Endometriose-Zentren ist es üblich, dass unter anderem spezielle Endometriose-Sprechstunden, Schmerztherapien, Sterilitätsdiagnostiken und endoskopische Operationen angeboten werden.

Endometriose-Zentren in Deutschland

(diese Auflistung erhebt keinen Anspruch auf Vollständigkeit)

Deutsches Endometriosezentrum Berlin
Vivantes Humboldt-Klinikum -
Leitung: Prof. Dr. med. habil. Dr. phil. Dr. h.c. A. Ebert
Am Nordgraben 2
13509 Berlin
Tel. 030-130 12 12 61
www.vivantes.de

Endometriosezentrum Berlin-Charité
Leitung: Dr. med. J. Bartley
Campus Benjamin Franklin
Hindenburgdamm 30
12200 Berlin
Tel. 030-844 52 456
www.charite.de

Endometriosezentrum Berlin-Mitte
Leitung: Dr. med. R. Hannen, Dr. med. Chr. F. Stoll
Kinderwunschzentrum Berlin
Landgrafenstr. 14
10787 Berlin
Tel. 030-26 39 830
www.kinderwunschzentrum.de

Endometriosezentrum Lübeck
Leitung: Prof. Dr. med. D. Hornung Oberärztin der Klinik für Frauenheilkunde und Geburtshilfe,
Universitätsklinikums Schleswig-Holstein –
Ratzeburger Allee 160
23538 Lübeck
Tel. 0451-500 6176

Endometriosezentrum Niederrhein
Leitung: Prof. Dr. med. M. Friedrich
Frauenklinik Klinikum Krefeld
Lutherplatz 40
47805 Krefeld
Tel. 02151-322201
www.klinikum-krefeld.de

Endometriosezentrum Münster
Prof. Dr. med. L. Kiesel
Universitätsfrauenklinik Münster
Albert-Schweitzer-Str. 33
48149 Münster
Tel. 0251-83 48201
www.unifrauenklinik-muenster.de

Frauenklinik des Universitätsklinikums Aachen
Leitung: Priv. Doz. Dr. med. Ivo Meinhold Heerlein, Dr. med. Monika Wölfler
Pauwelsstr. 30
52074 Aachen
Tel. 0241-80 36 409
www.ukaachen.de

Endometrioseschwerpunkt Heidelberg
Frauenklinik des Universitätsklinikum Heidelberg
Leitung: Prof. Dr. med. Th. Strowitzki
Voßstr. 9
69115 Heidelberg
Tel. 06221-56 79 13
www.med.uni-heidelberg.de

Endometriosezentrum Emmendingen / Breisgau
PD Dr. med. M. Sillem Chefarzt Gynäkologie und Geburtshilfe
Kreiskrankenhaus Emmendingen
Gartenstr. 44
79312 Emmendingen
Tel. 07641-45 42 271,

www.krankenhaus-emmendingen.de

Endometriosezentrum München
Leitung: Dr. med. (Univ. Szeged) O. Kabdebo und Dr. med. R. Theiss
Leiter des Endoskopiezentrums München in der Krüsmann-Klinik
Bodenseestr. 7
81241 München
Tel. 089-820 99 400
www.gyn-ezm.de

Zur Autorin

Sigi Nesterenko, geb. 1964, erkrankte 1994 an MCS (Multiple Chemische Sensibilität). Um zu überleben, musste sie sich nicht nur mit dem Vermeiden und Ausleiten von Umweltschadstoffen wie Quecksilber, Blei und Palladium beschäftigen, sondern auch mit den MCS-Begleiterscheinungen wie Schimmelpilzallergie, chronischen Infektionen, Histamin-, Gluten- und Fructoseintoleranz.

Durch ihre stetige Suche nach der Ursache konnte sie im Laufe der Jahre durch verschiedene naturheilkundliche Therapien einen erstaunlichen und respektvollen Weg der Genesung erfahren. Dieser Weg dauerte viele Jahre und erforderte extrem viel Eigeninitiative und Disziplin. Sie sammelte im Laufe der Jahre sehr umfangreiche Kenntnisse durch ständiges Lesen, Recherchieren, Experimentieren und intensiven Austausch mit anderen MCS-Betroffenen.

Und nicht zuletzt die Durchführung unendlich vieler hilfreicher und auch weniger nützlicher Therapien haben zu ihrem umfangreichen Wissen über Naturheilkunde beigetragen.

Ihre eigenen Erfahrungen und gesammelten Erkenntnisse hat sie mittlerweile in über 30 Büchern veröffentlicht wie beispielsweise über Histaminintoleranz, Fibromyalgie, Nahrungsmittelintoleranzen, Leaky Gut – der durchlässige Darm, Candida und Blähungen. Sie ist inzwischen zu einer gefragten Expertin geworden, wenn es um Nahrungsmittel-Unverträglichkeiten und Umwelterkrankungen geht.

‚Mit der Nutzung meiner Erfahrungen können andere Menschen ihre Leidenswege möglicherweise abkürzen und viele tausend Euros sparen. Hätte ich vor 15 Jahren meinen heutigen Wissensschatz gehabt, wären mir viele Jahre mit extrem eingeschränkter Lebensqualität erspart geblieben'.
Sigi Nesterenko

Hinweise für den Leser

Alle Angaben in diesem Buch wurden nach bestem Wissen und mit größter Sorgfalt erstellt. Die Angaben und Empfehlungen erfolgen ohne Verpflichtung oder Garantie der Autorin. Sie und der Verlag übernehmen keine Verantwortung und Haftung für Personen-, Sach- und Vermögensschäden aus der Anwendung der hier erteilten Ratschläge. Dieses Buch hat nicht die Absicht und erweckt nicht den Anspruch, eine ärztliche Behandlung zu ersetzen. Ausdrücklich wird empfohlen, eine medizinische Diagnose vom Therapeuten einzuholen und eine entsprechende Therapiebegleitung durchzuführen. Einige der vorgestellten Maßnahmen weichen von der gängigen medizinischen Lehrmeinung ab und resultieren aus der Erfahrungsheilkunde. Es wird ausdrücklich darauf hingewiesen, dass mit diesem Buch keine erfüllbaren Hoffnungen erweckt werden, die eventuelle Heilerfolge erwarten lassen können.

Weitere Bücher von Sigi Nesterenko

Leaky Gut - der durchlässige Darm:
Allergien, Nahrungsmittelintoleranzen und vieles mehr endlich erfolgreich behandeln.
ISBN 978-3942179089
www.Leaky-Gut-Syndrom.net

"Entgiften von A bis Z"
Wie Sie Ihren Körper von Schwermetallen und anderen Umweltschadstoffen befreien
ISBN 978-3942179119
www.Entgiftung-Entschlackung.info

Histaminintoleranz-
die unentdeckte Krankheit
ISBN 978-3981095180
www.Histaminintoleranz-24.de

Neue Energie ohne Candida
Wie Sie den lästigen Candida-Pilz endgültig loswerden
ISBN 978-3942179003
www.leben-ohne-candida.de

Fructoseintoleranz
- krank durch Obst, Gemüse und Süßigkeiten
ISBN 978-3942179041
www.Fructoseintoleranz-Tipps.de

Depressionen erfolgreich behandeln
Wie Sie in nur 3 Monaten Ihre
Depressionen los werden können!
ISBN 978-3942179027
www.Depressionen-Ade.net

Amalgam frisst meine Seele
Überleben einer chronischen Amalgamvergiftung
Ein authentischer Bericht - spannend wie ein Krimi
ISBN 978-3942179010
www.Meine-Amalgam-Story.net

Borreliose erfolgreich erkennen und therapieren:
Wie Sie Ihre Borreliose ganzheitlich und effektiv behandeln
ISBN 978-3942179096
www.borreliose-tipps.de